世界で一番美しい人体図鑑

SEE INSIDE HUMAN BODY

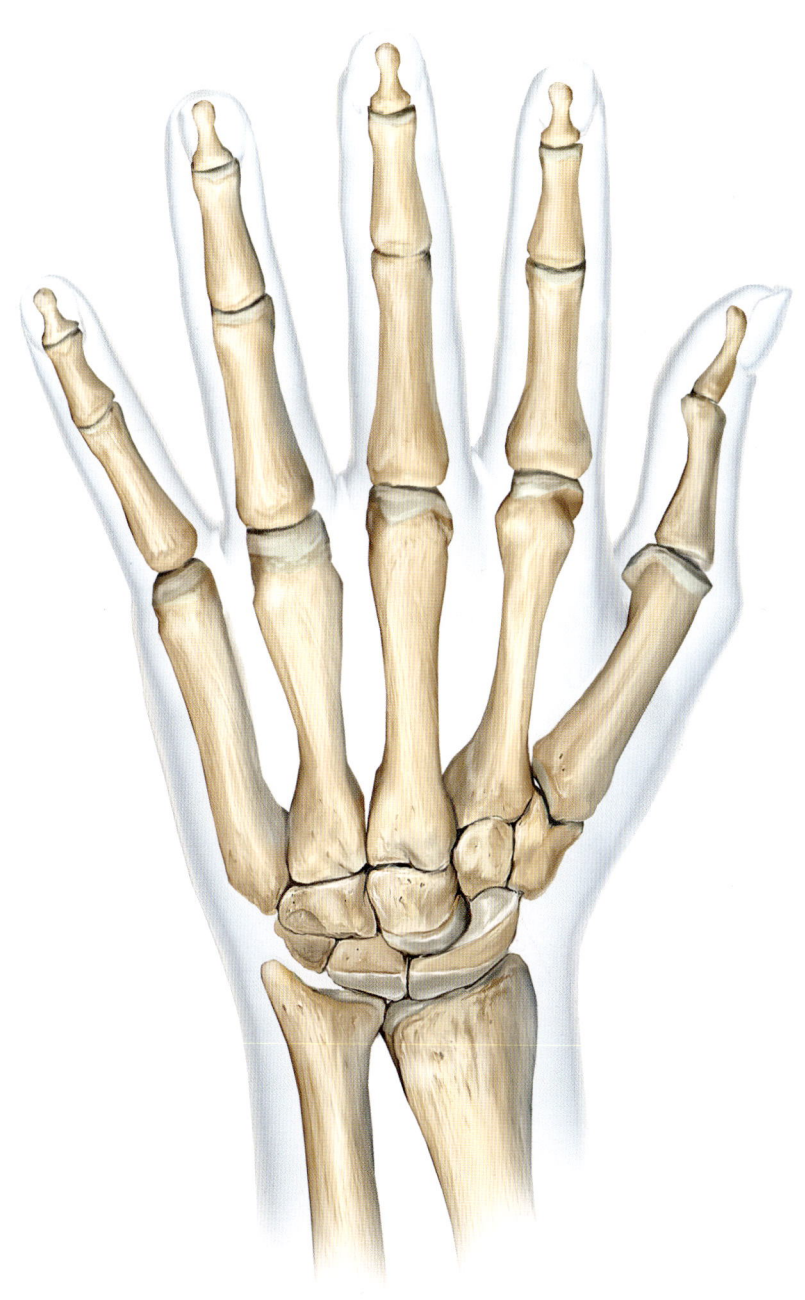

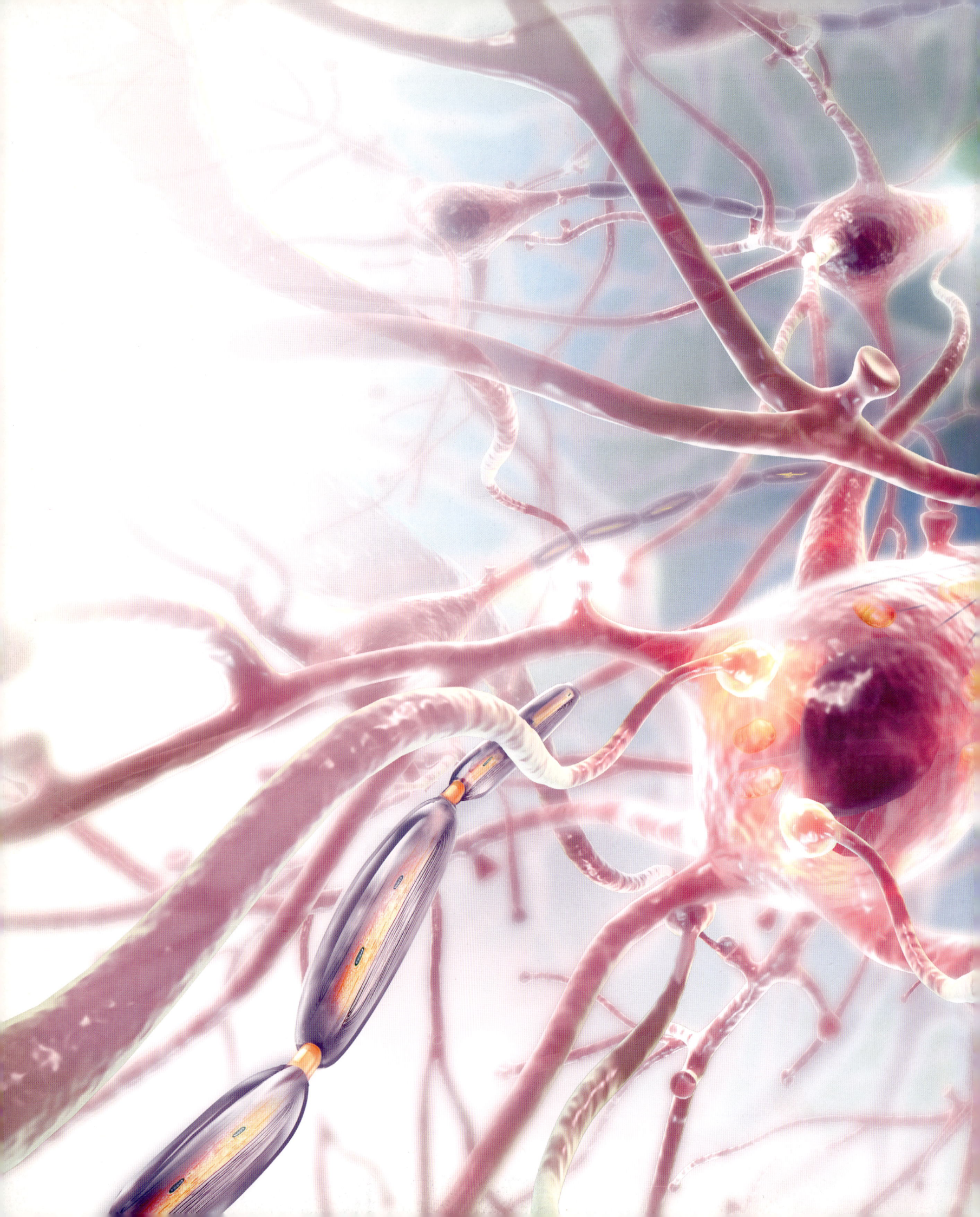

世界で一番
美しい
人体図鑑

奈良信雄 監訳　SEE INSIDE HUMAN BODY

X-Knowledge

A Weldon Owen Production

Conceived and produced by Weldon Owen Pty Ltd

Copyright © 2009 Weldon Owen Pty Ltd

Japanese edition copyright © 2011 X-Knowledge Co., Ltd.

ILLUSTRATIONS

Illustrations by Argosy Publishing

Director, Medical Art: Bert Oppenheim

Senior Medical Illustrators: Joe Gorman, Chris Scalici

Medical Illustrators: Kevin Brennan, Maya Chaphalkar, Anne Matuskowitz

ADDITIONAL ILLUSTRATIONS

Endpapers by Sarah Norton

Page 24 bottom left by Susanna Addario

Page 43 top and page 56 left by Peter Bull Art Studio

Page 54 bottom left by Christer Eriksson

PHOTOGRAPH

70 Science Photo Library

All rights reserved. No part of this publication may be reproduced, stored in a retrieval system or transmitted in any form or by any means, electronic, mechanical, photocopying, recording, or otherwise, without the permission of the copyright holder and publisher.

Manufactured in China

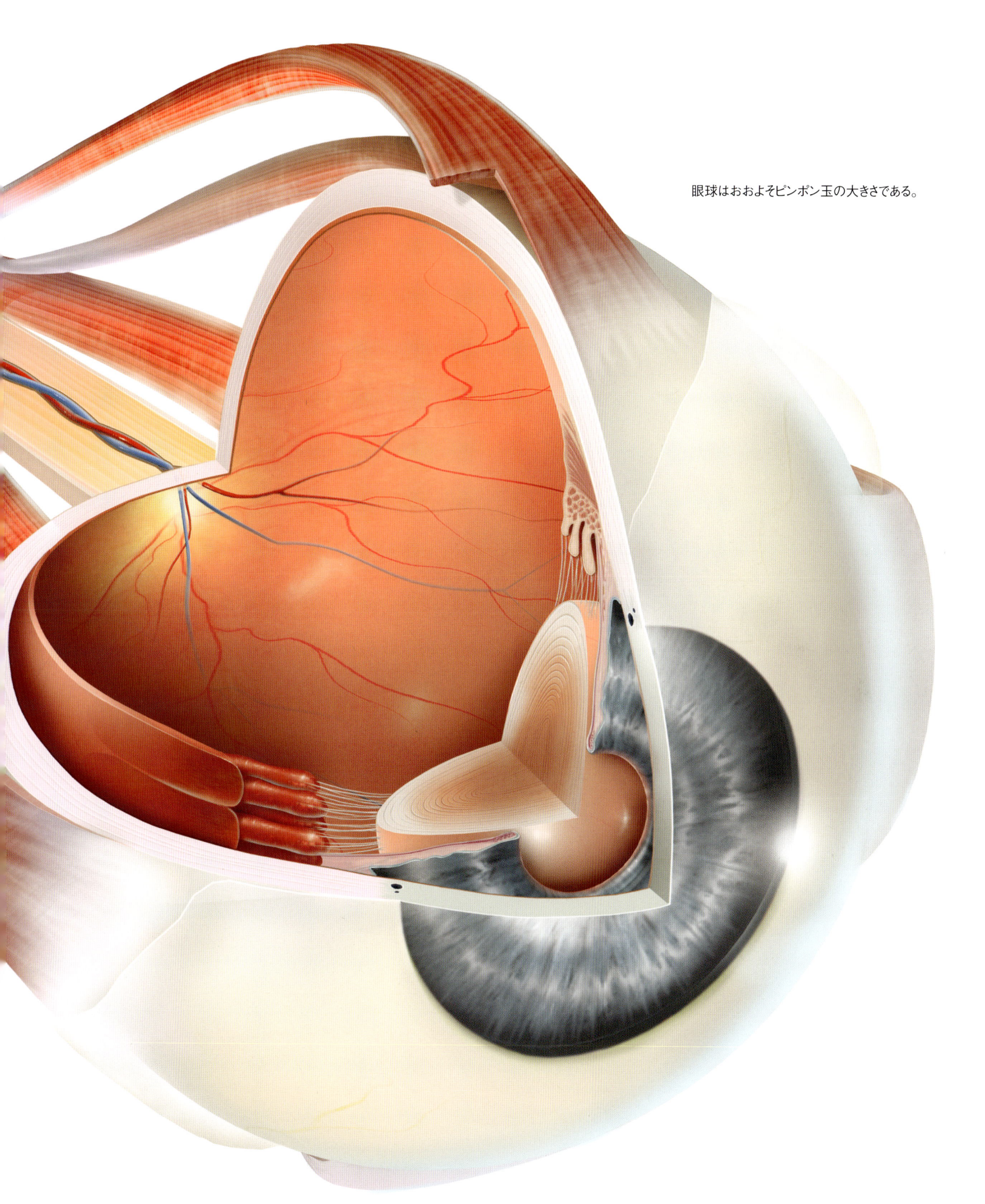

眼球はおおよそピンポン玉の大きさである。

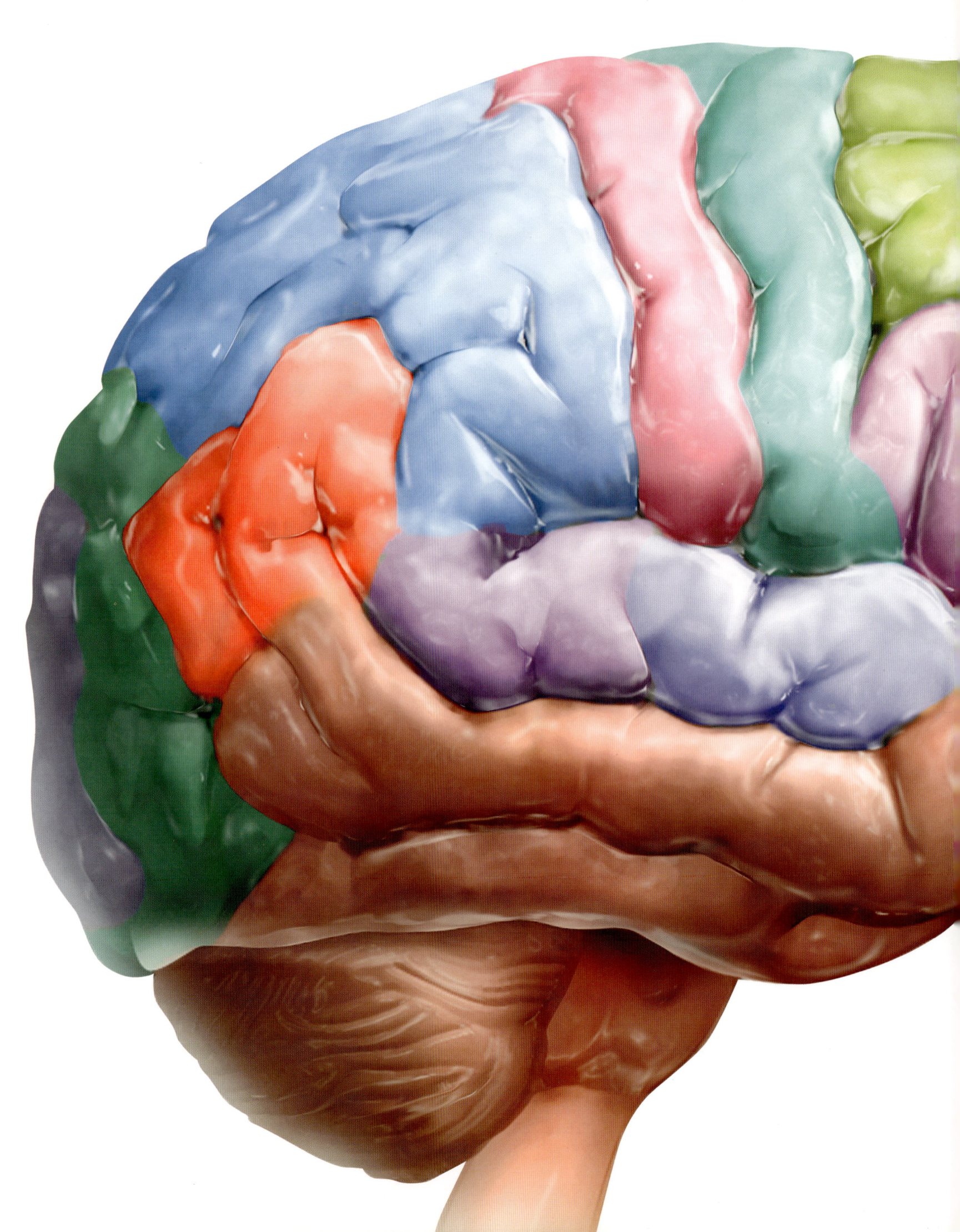

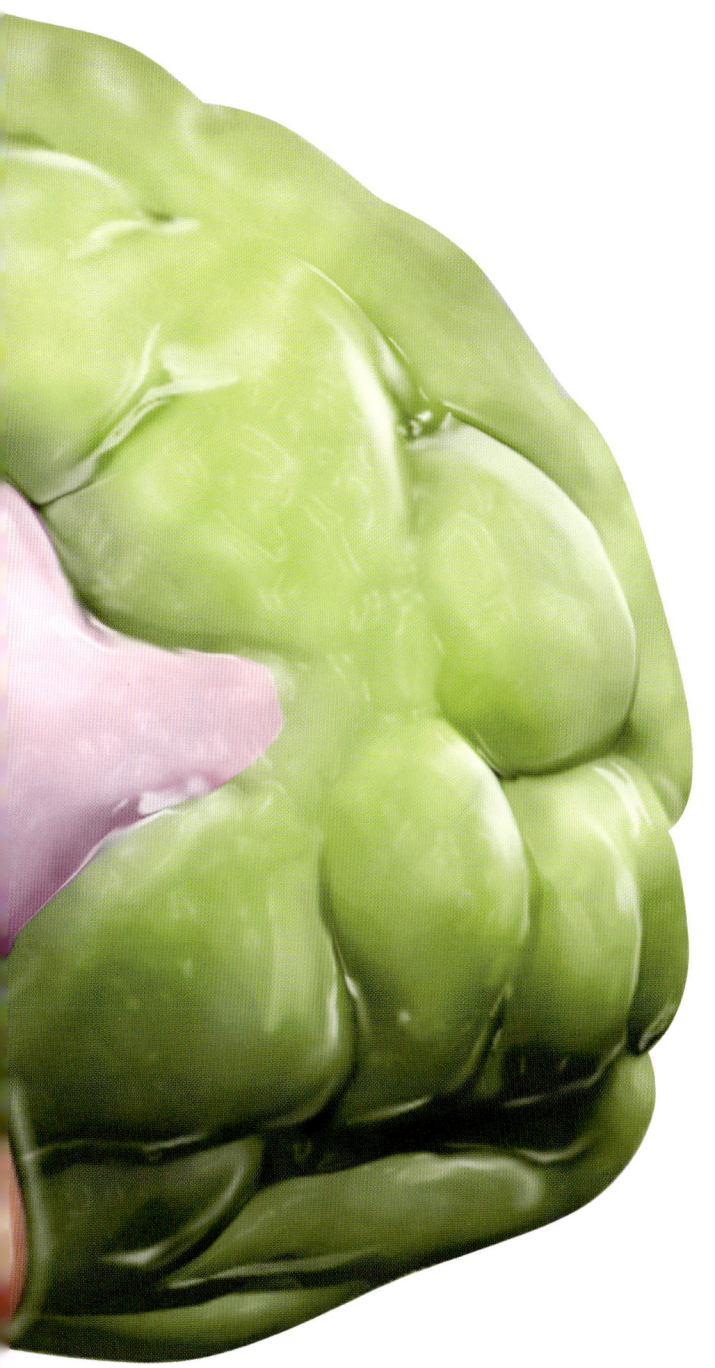

CONTENTS

- 8 　全身
- 10　細胞
- 12　頭部
- 16　組織の修復
- 18　皮膚
- 20　毛
- 22　脳
- 24　感情
- 26　心臓
- 30　心周期
- 32　腕
- 34　腎臓
- 36　胸部
- 40　生殖
- 42　脚
- 44　足
- 46　感覚
- 48　触覚
- 50　眼
- 54　視覚
- 56　聴覚
- 58　味覚
- 60　嗅覚
- 62　筋肉
- 64　消化
- 68　骨格
- 70　頭蓋骨
- 72　骨
- 74　循環系
- 76　血管
- 78　神経系
- 80　神経
- 82　内分泌系
- 84　リンパ系
- 86　防御
- 88　用語集
- 89　索引

● 基礎知識　　● 全身　　● 感覚　　● 系　　● 内部構造

全身

身体はあたかも機械である。
さまざまな種類の部品が力を合わせて
身体を正しく機能させている。
成人には260億個の脳細胞、
650の筋肉、206の骨、
そして16万kmに及ぶ血管があり、
ほかの多くの部品とともに
休むことなく身体を活動させている。
心臓や胃といった器官は
固有の役割を果たしており、
他の部位と連係して器官系を形成する。
脳はこの機械全体が
スムーズに活動できるよう指令している。
何十億もの細胞、何百もの筋肉と骨、
何千kmにも及ぶ血管、
まさに生命の原動力となる体内部品なのだ。

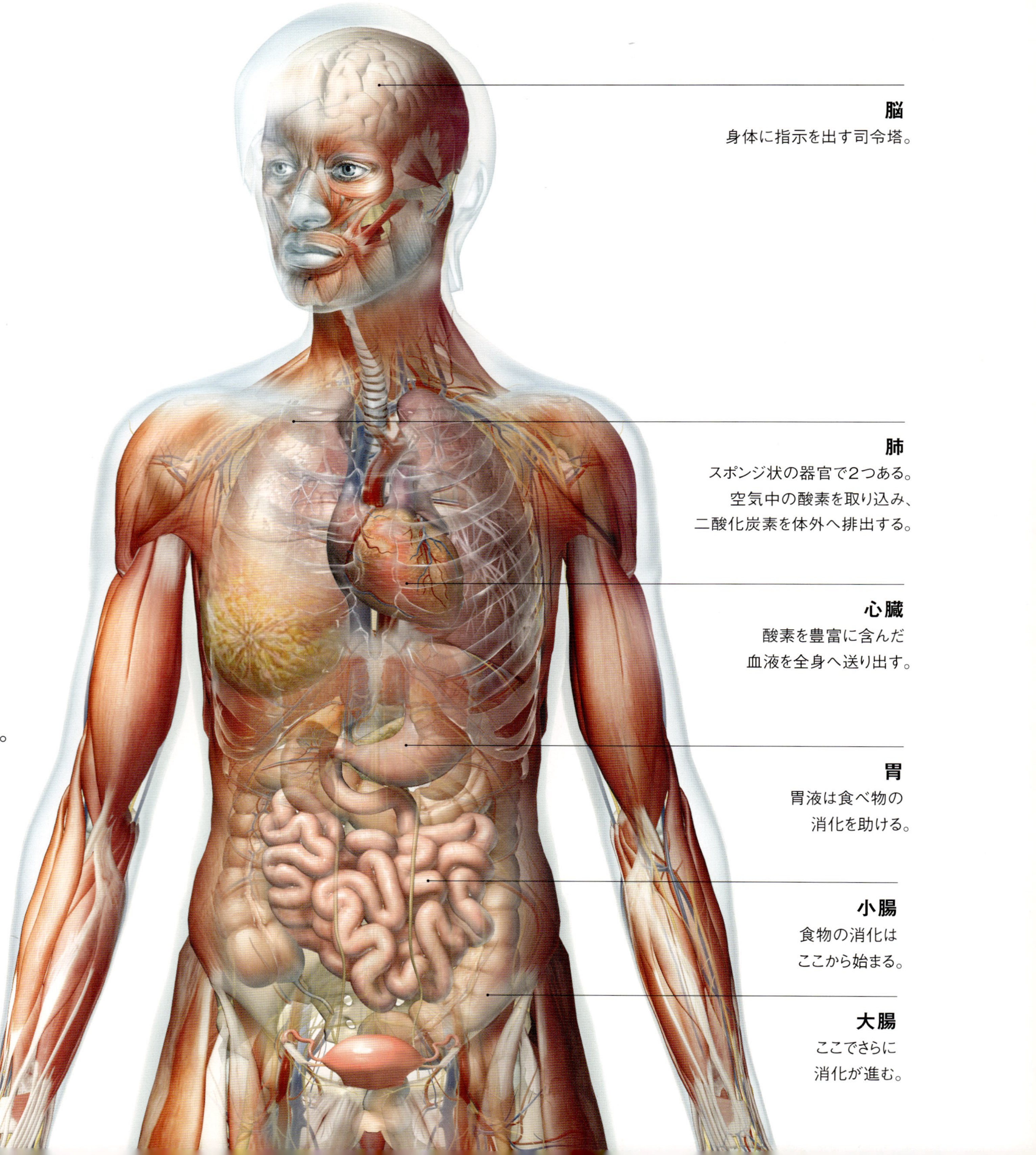

脳
身体に指示を出す司令塔。

肺
スポンジ状の器官で2つある。
空気中の酸素を取り込み、
二酸化炭素を体外へ排出する。

心臓
酸素を豊富に含んだ
血液を全身へ送り出す。

胃
胃液は食べ物の
消化を助ける。

小腸
食物の消化は
ここから始まる。

大腸
ここでさらに
消化が進む。

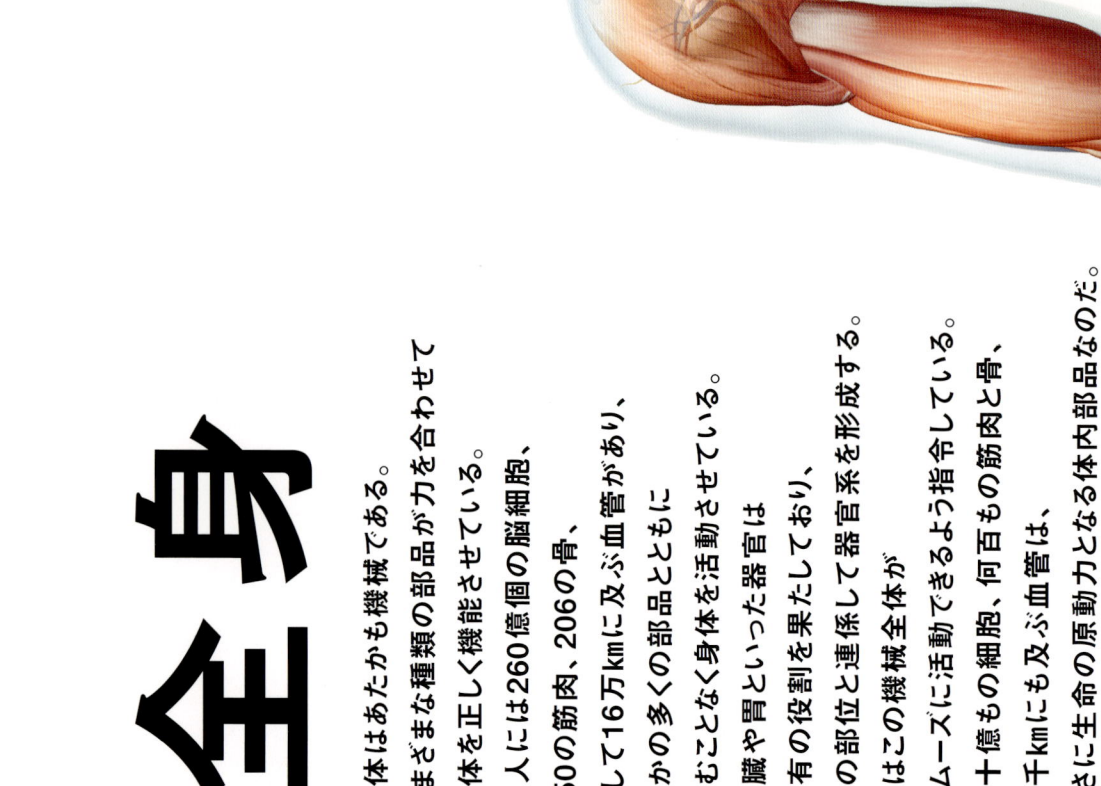

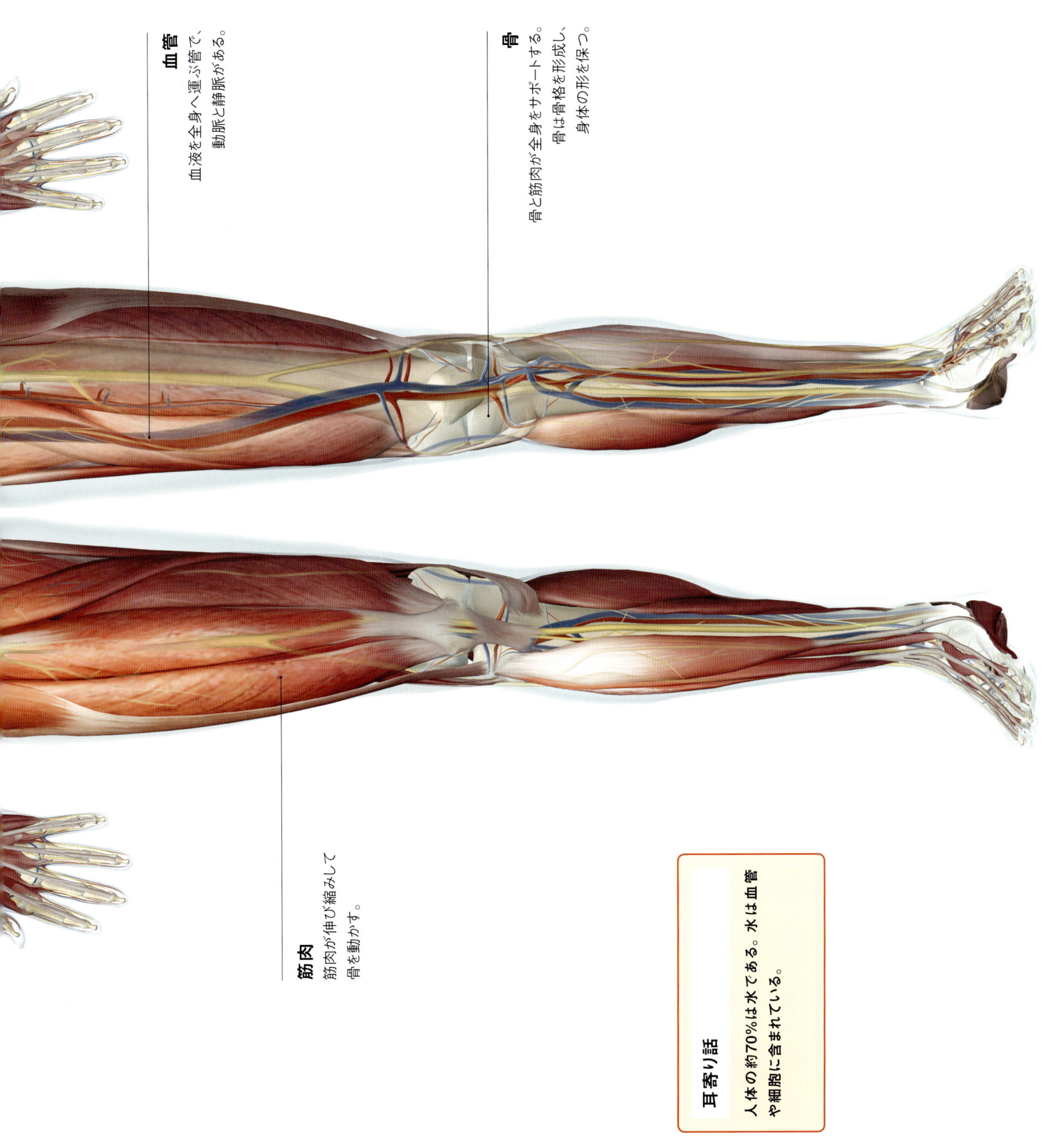

血管
血液を全身へ運ぶ管で、動脈と静脈がある。

骨
骨と筋肉が全身をサポートする。骨は骨格を形成し、身体の形を保つ。

筋肉
筋肉が伸び縮みして骨を動かす。

耳寄り話
人体の約70％は水である。水は血管や細胞に含まれている。

基礎知識 全身

細胞

細胞はあらゆる生物の構成単位である。
膜と呼ばれる外皮で保護され、栄養など有益なものを取り入れ、
バクテリアなど有害なものを締め出す働きがある。
ほとんどの細胞は中心に核があり、
これが細胞に何をすべきか指示している。
人体には200種類を超える細胞があり、
それぞれ異なる役割を果たしている。

細胞骨格
細胞の形態を維持する
タンパク質ネットワーク。

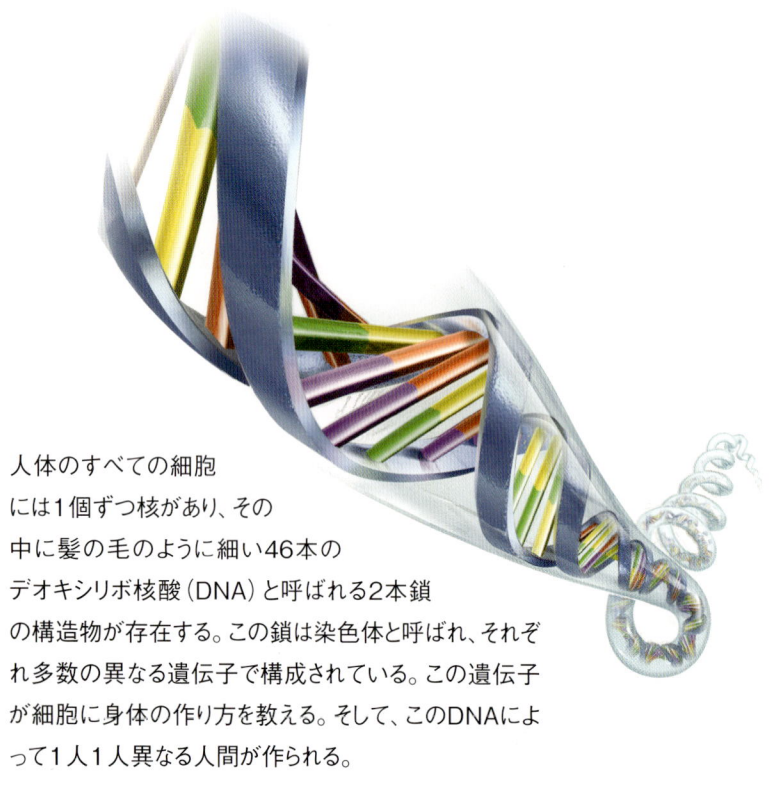

人体のすべての細胞には1個ずつ核があり、その中に髪の毛のように細い46本のデオキシリボ核酸（DNA）と呼ばれる2本鎖の構造物が存在する。この鎖は染色体と呼ばれ、それぞれ多数の異なる遺伝子で構成されている。この遺伝子が細胞に身体の作り方を教える。そして、このDNAによって1人1人異なる人間が作られる。

耳寄り話

人体はおよそ100兆個の小さな細胞からできている。この文章を読んでいる瞬間にも約5000万個の細胞が死滅し、新しい細胞と入れ替わっているのだ！

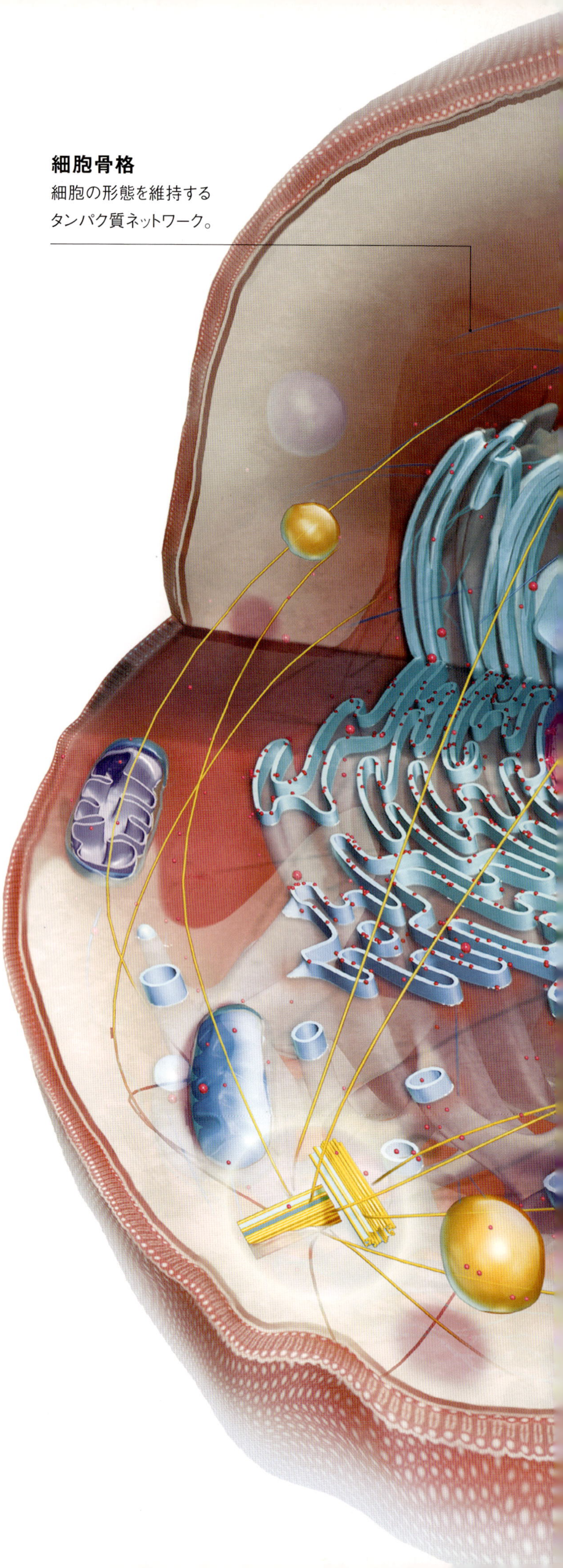

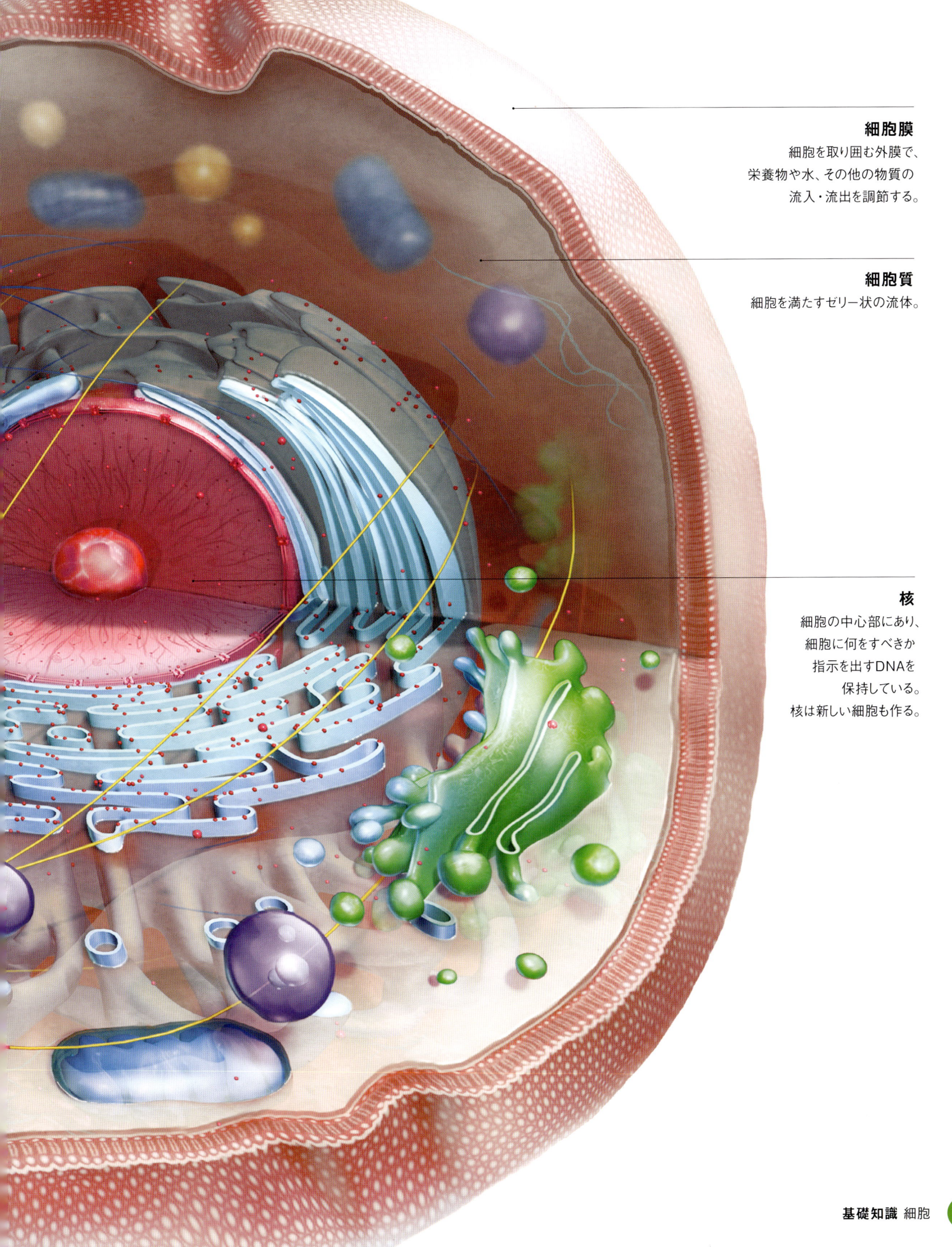

細胞膜
細胞を取り囲む外膜で、栄養物や水、その他の物質の流入・流出を調節する。

細胞質
細胞を満たすゼリー状の流体。

核
細胞の中心部にあり、細胞に何をすべきか指示を出すDNAを保持している。核は新しい細胞も作る。

基礎知識 細胞

頭部

P12
頭蓋骨（とうがいこつ）は、脳を保護し、
顔と首の筋肉を支える29個の骨からできている。

P13
筋肉をはずしたときの脳、眼、神経、血管の前面図。
青色は静脈、赤色は動脈、黄色は神経を表している。

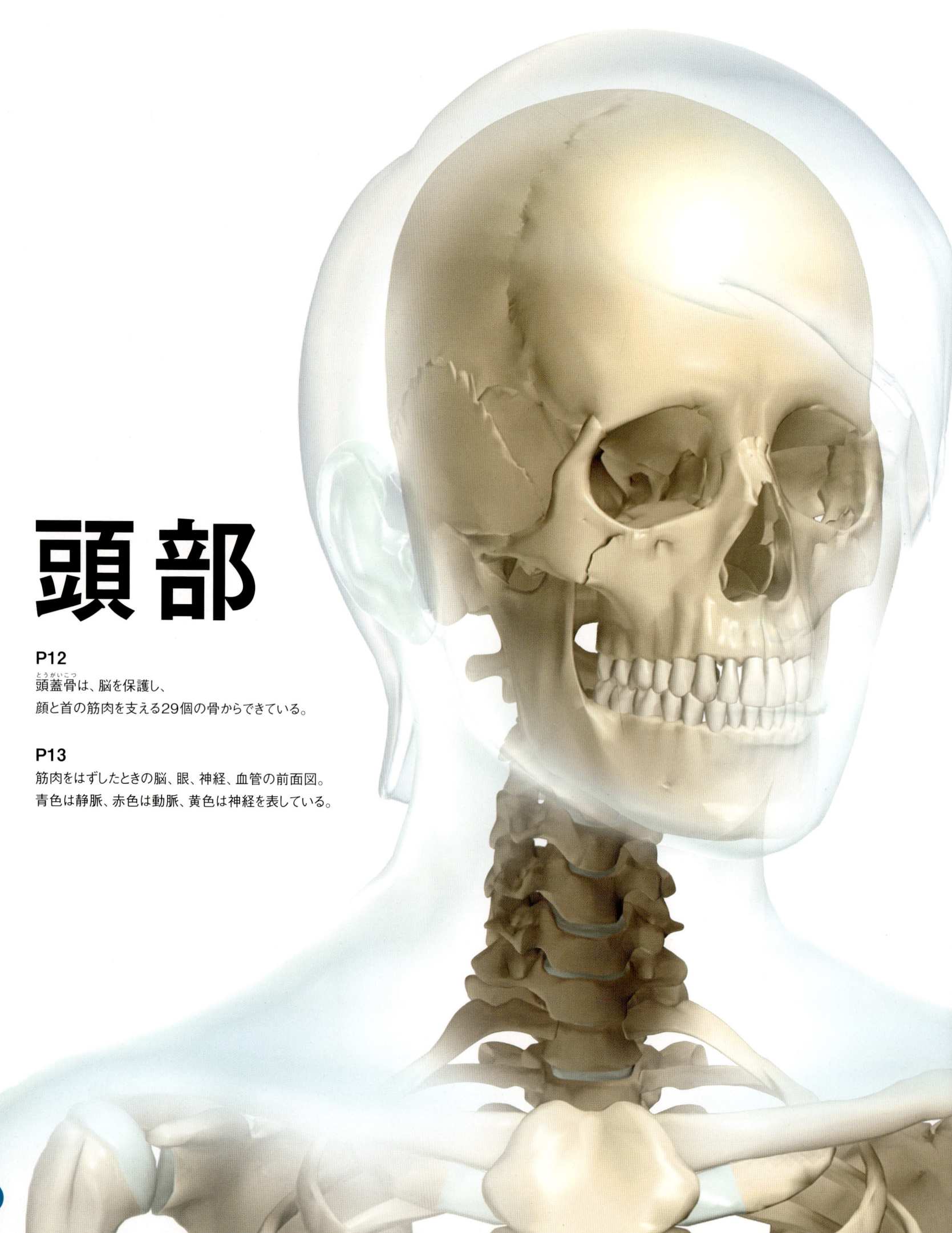

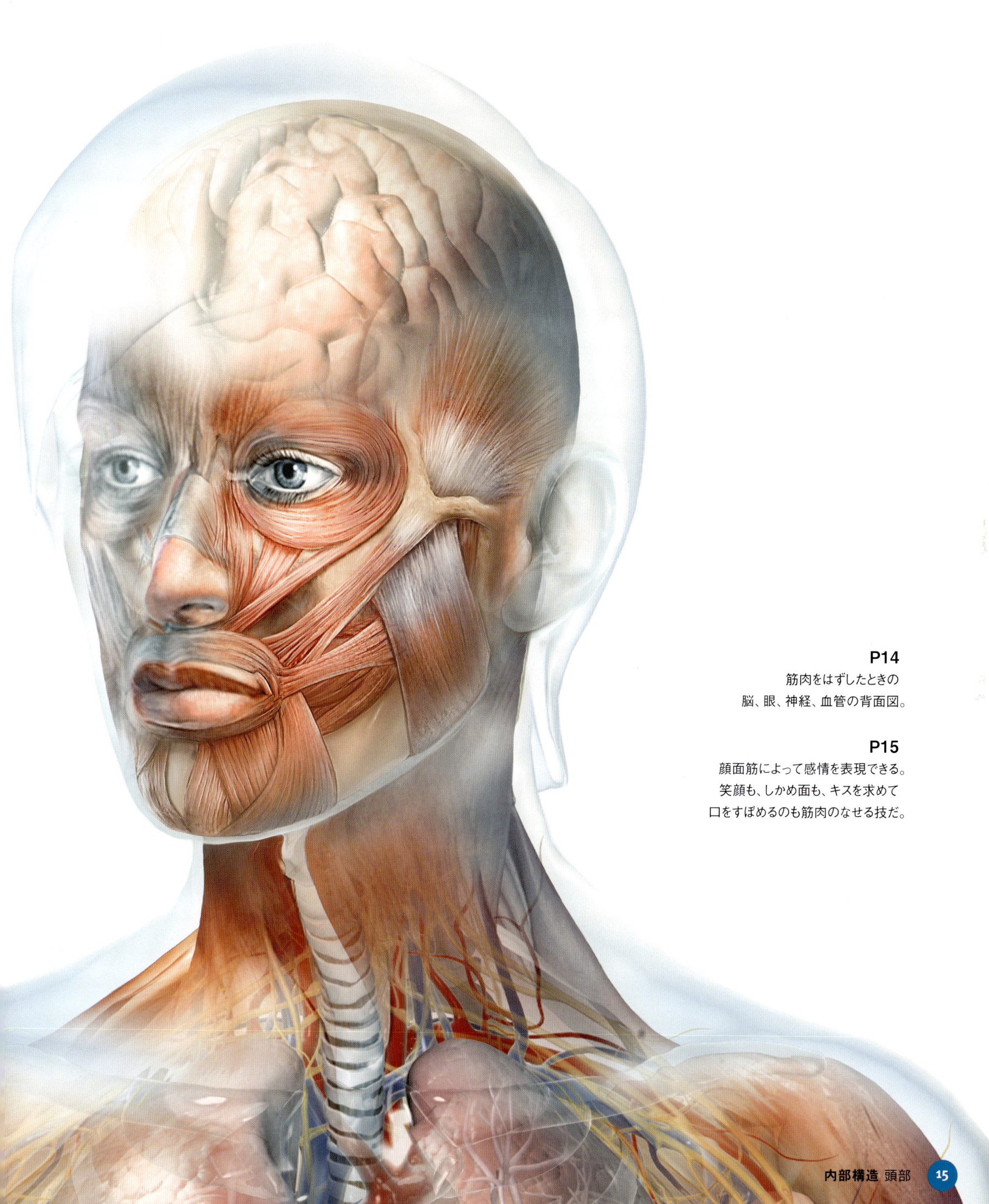

P14
筋肉をはずしたときの
脳、眼、神経、血管の背面図。

P15
顔面筋によって感情を表現できる。
笑顔も、しかめ面も、キスを求めて
口をすぼめるのも筋肉のなせる技だ。

内部構造 頭部

組織の修復

身体の組織には4種類あり、それぞれ異なる役割を持つ細胞集団から構成されている。上皮組織は器官を覆ったり、皮膚を形成する。結合組織は器官をしっかり固定する。筋肉組織は身体の運動を助け、神経組織は脳から他の神経部位へ信号を伝達する。組織が損傷すると、身体はたちまち修復を開始する。

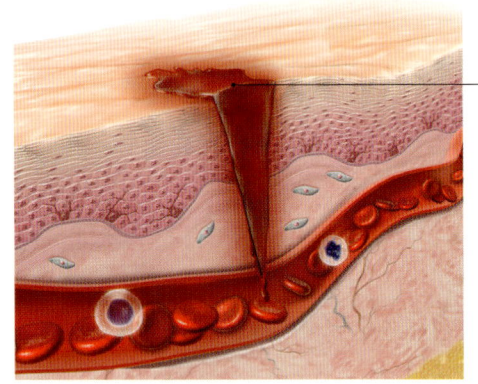

炎症

皮膚を切ると、身体はすぐさま反応し、傷の周囲が赤く腫れる（監訳者注：このような反応を医学的に「炎症」という）。そして、感染と闘う細胞（炎症細胞）が血液のかたまりを作って止血する。

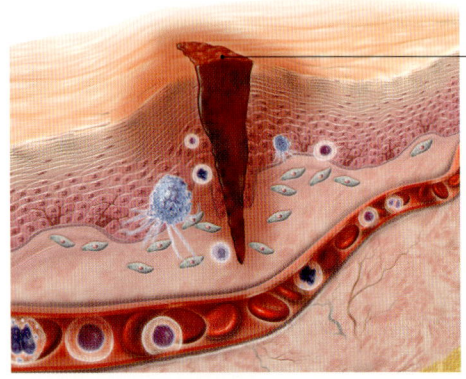

血液凝固

新しい血管が傷に入り込んでふさいでいく。細胞がタンパク質の1種コラーゲンを形成し、これが皮膚、骨、筋肉などの組織をしっかりと結合させ、組織の修復を助ける。

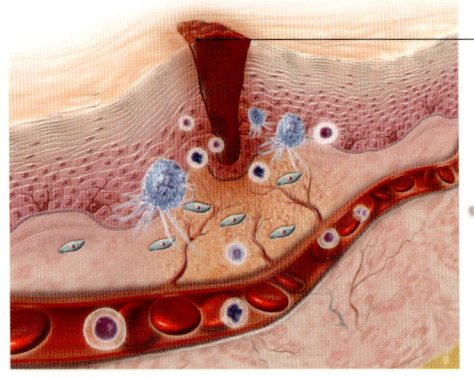

かさぶた

コラーゲンが新しい組織層を作り始める。開いた傷の上にかさぶたが形成され、新しい組織が損傷部位をふさぎ始める。

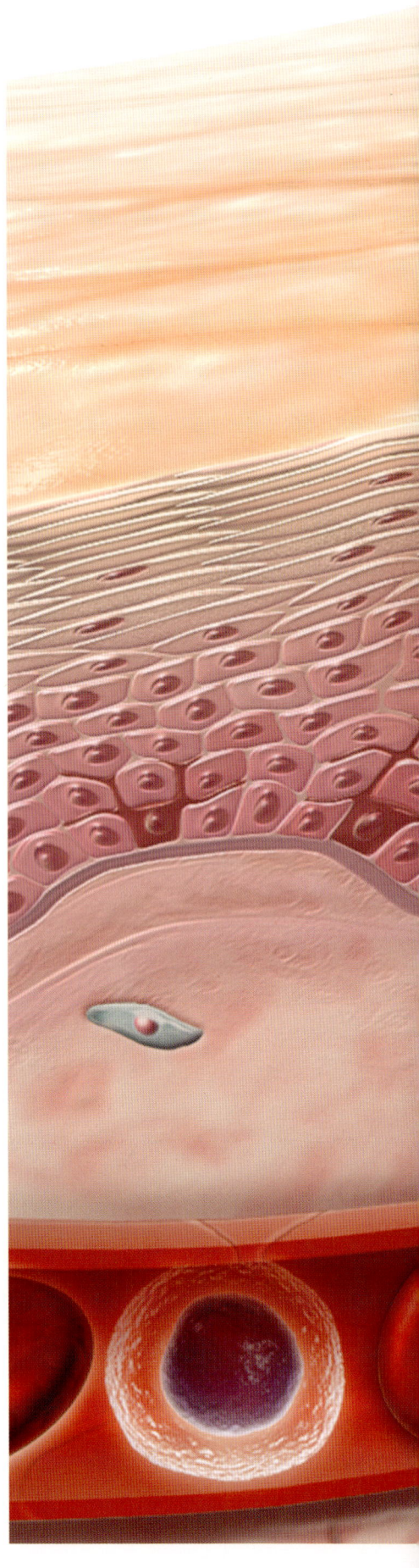

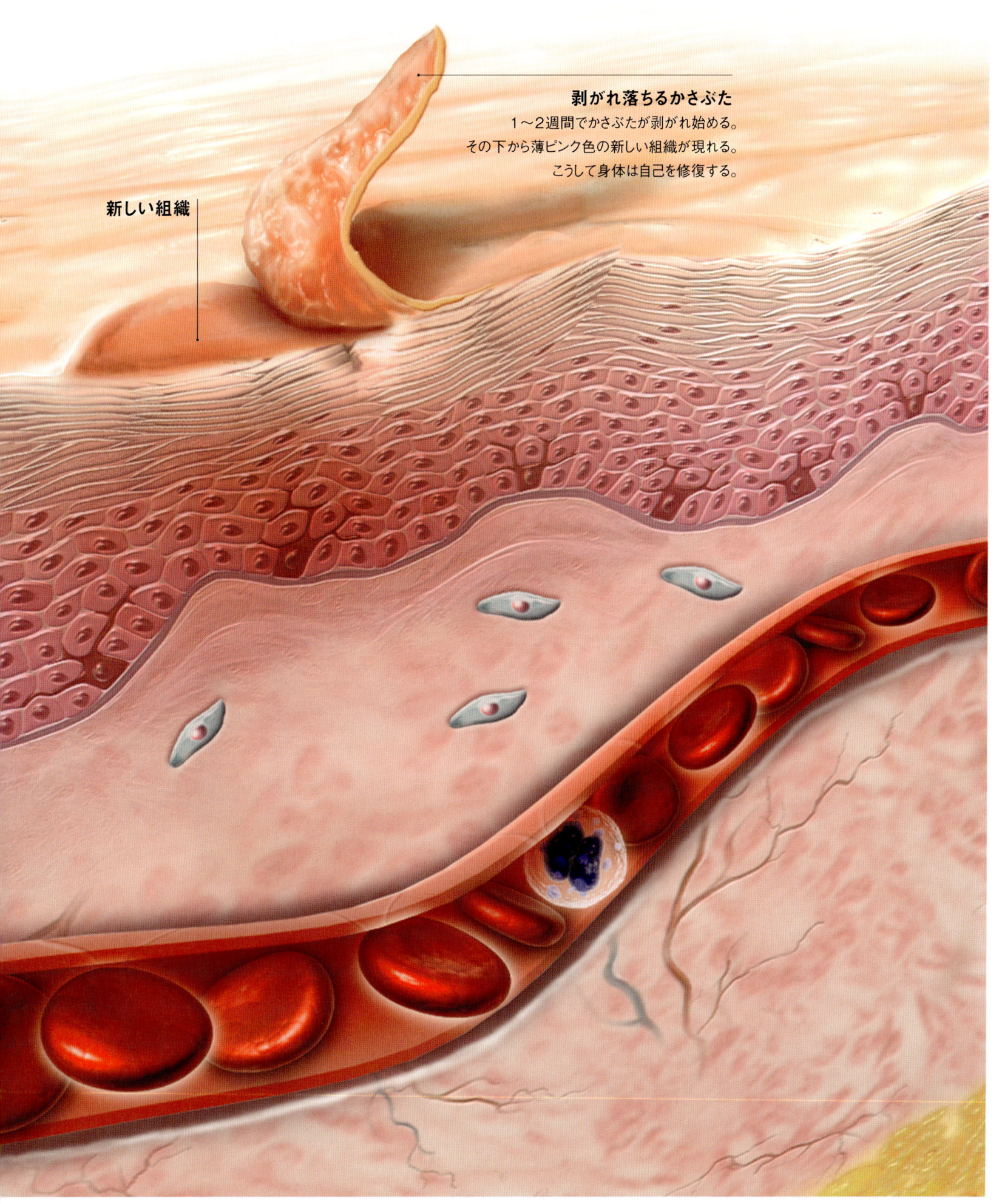

剥がれ落ちるかさぶた
1〜2週間でかさぶたが剥がれ始める。その下から薄ピンク色の新しい組織が現れる。こうして身体は自己を修復する。

新しい組織

皮膚

皮膚は面積と重量が最大の器官である。
成人の皮膚の重さは約5kg。面積は約2m^{2}で、
シングルベッドサイズの大きさにもなる。
皮膚は人体を包み込み、
水や病原菌、異物の侵入をはばんでいる。
内層の真皮（しんぴ）が皮膚を強化し、サポートする。
真皮の下には脂肪層があり、
体温を一定に保っている。

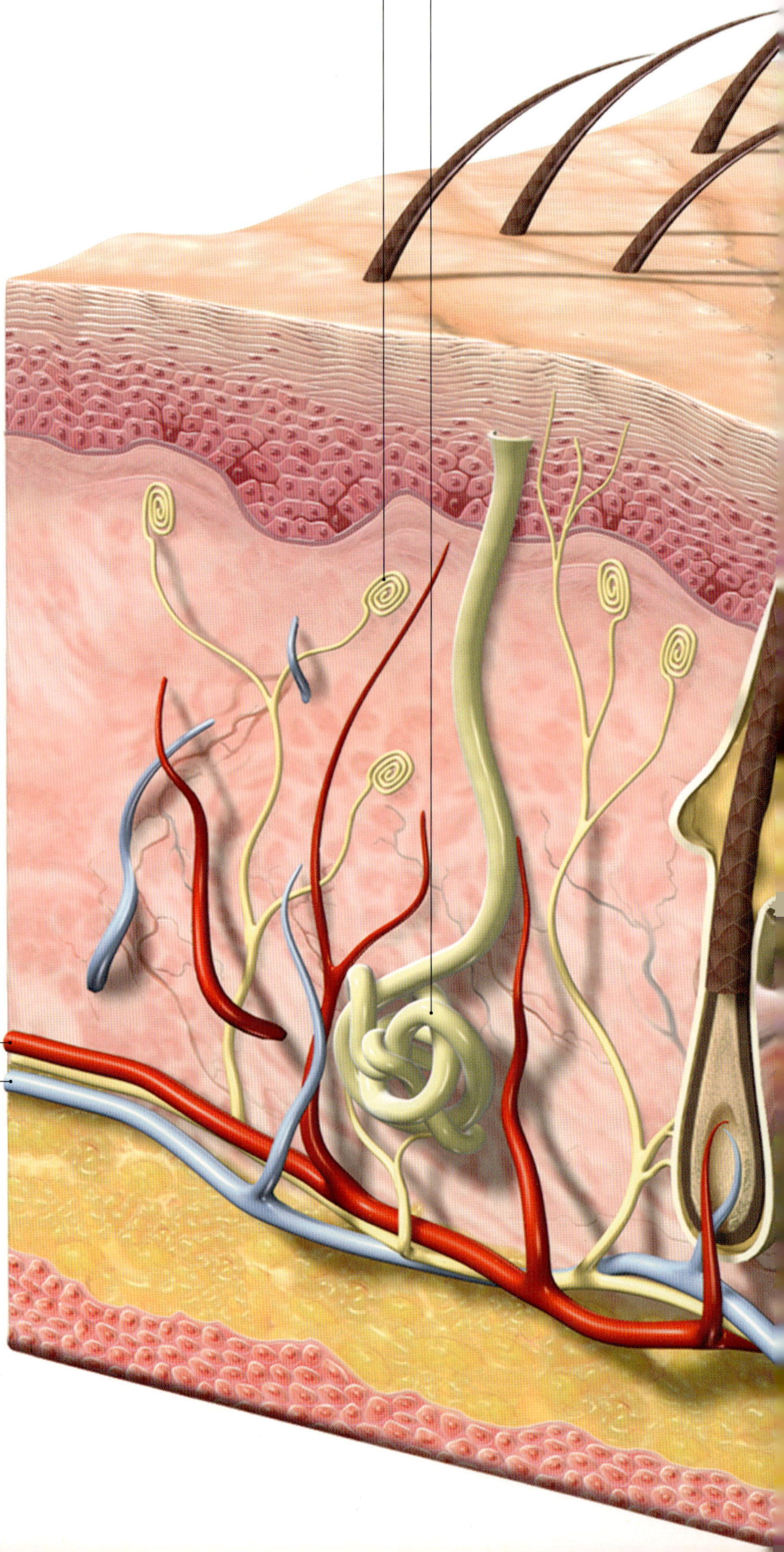

神経
神経の末端から脳へ
メッセージが送られる。

汗腺
皮膚の表面に汗を分泌し、
身体を冷却する。

動脈

静脈

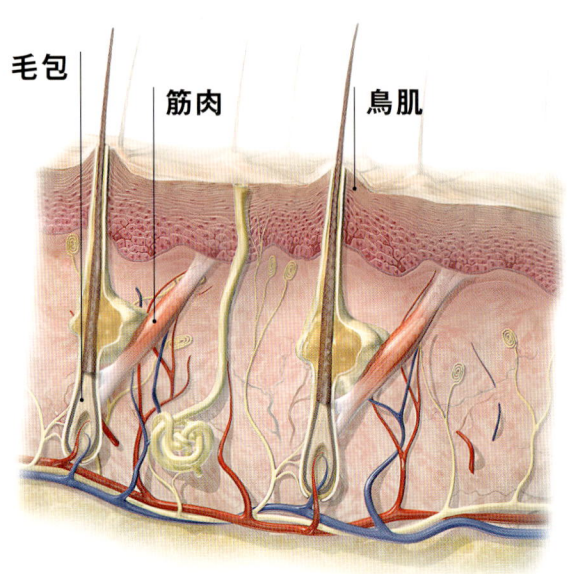

毛包　筋肉　鳥肌

毛には皮膚表面下にある筋肉細胞（監訳者注：立毛筋）
がそれぞれ1個ずつくっついている。
寒気や恐怖を感じたときに、
この筋肉細胞が収縮して毛をピンと直立させる。
それによって生じる小さな突起を鳥肌と呼ぶ。

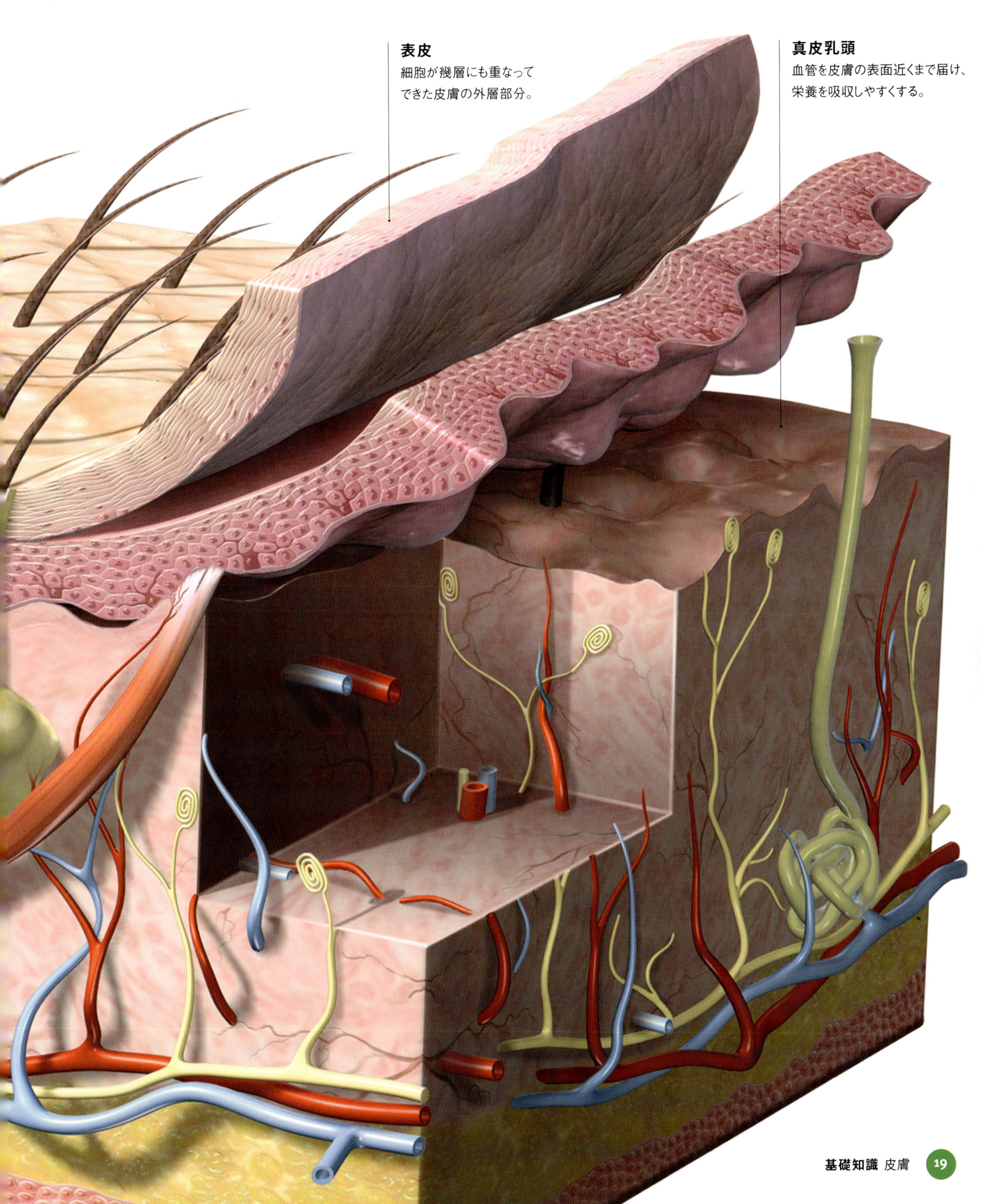

表皮 細胞が幾層にも重なってできた皮膚の外層部分。

真皮乳頭 血管を皮膚の表面近くまで届け、栄養を吸収しやすくする。

基礎知識 皮膚　19

毛

毛、皮膚、手足の爪はいずれもケラチンと呼ばれるタンパク質からできている。毛は手の平、足の裏、唇を除く身体のありとあらゆる部位に生えている。爪、毛、皮膚の外層は死んでいるが、皮膚の下では新しい細胞が常に作られている。皮膚は特殊な腺で覆われていて、それが脂を分泌し、皮膚や毛の柔軟性を保っている。

爪は外に露出している爪体、爪の付け根にあってケラチンが作られる爪根、先端部にある爪先に大きく分けられる。

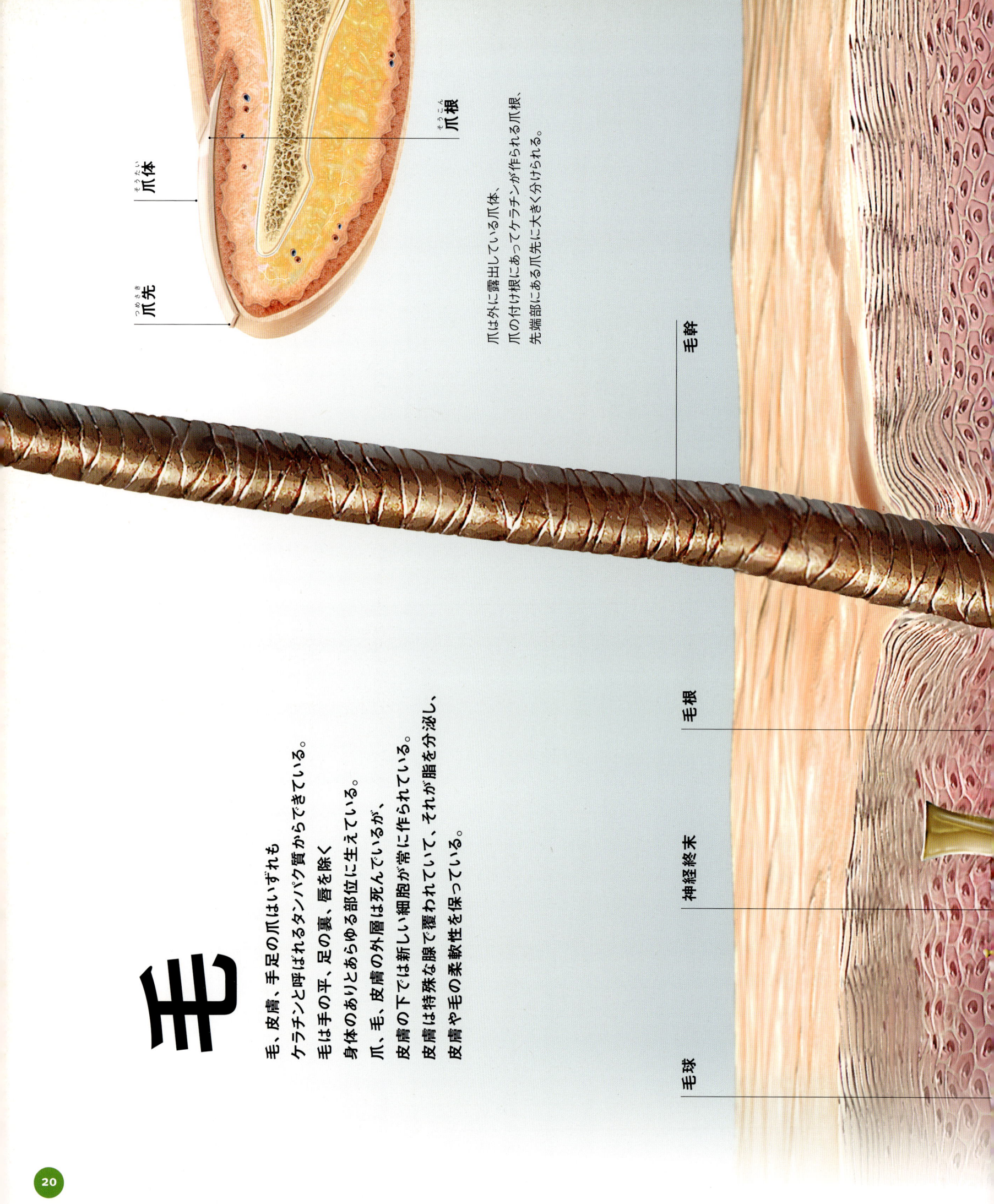

爪体
爪先
爪根
毛幹
毛根
神経終末
毛球

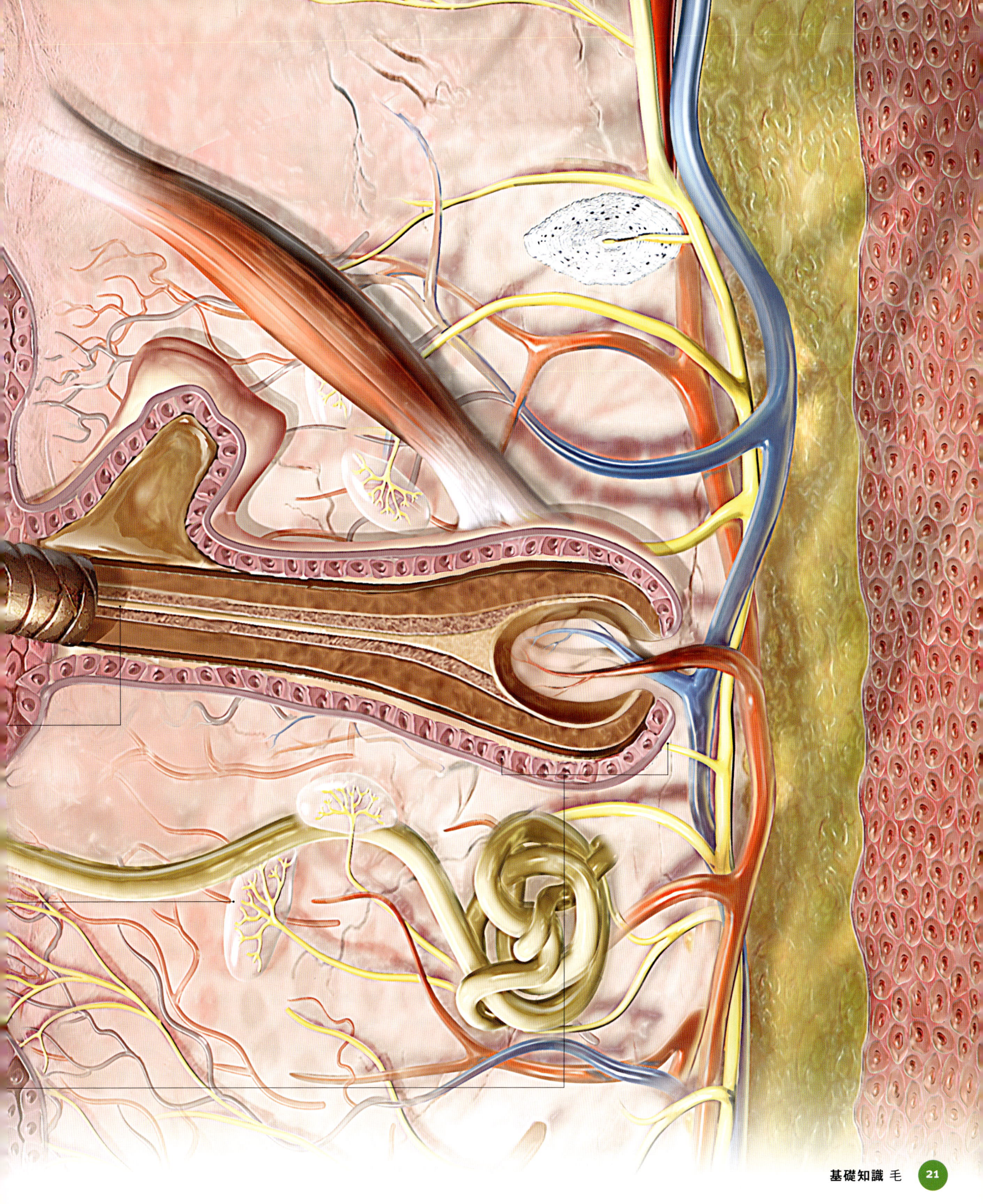

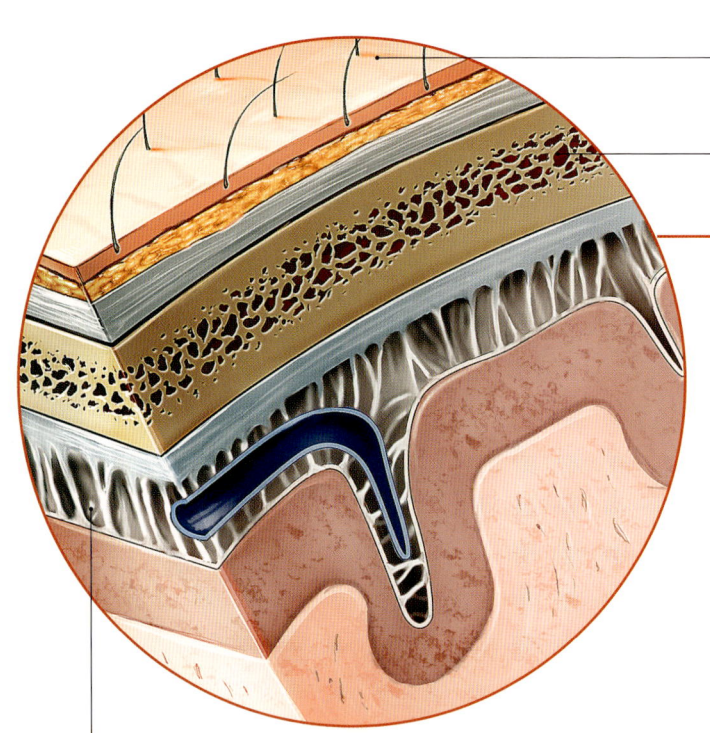

皮膚

頭蓋骨(とうがいこつ)

脳組織
脳は皮膚、硬い骨、脳組織など、
さまざまな層によってしっかり保護されている。

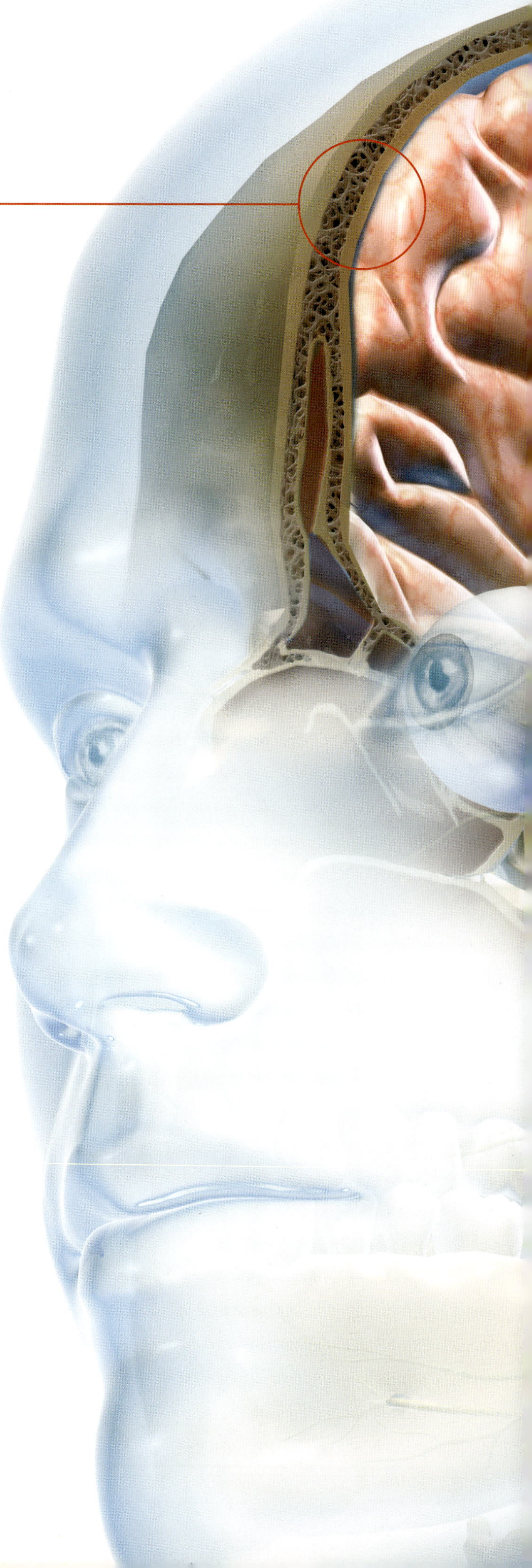

脳

脳は身体の司令塔である。
脳は入力されてくる神経信号の情報を処理する。
そのため人間は見たもの、においを嗅いだもの、
味わったものが何であるか判別することができる。
暑いと感じたり、空腹や痛みを感じるのも脳の働きによる。
また、運動をしたら汗をかくなど、
身体活動を調節する出力信号も出している。
記憶も感情も想像もすべて、
脳を作る何十億個もの細胞の役目である。

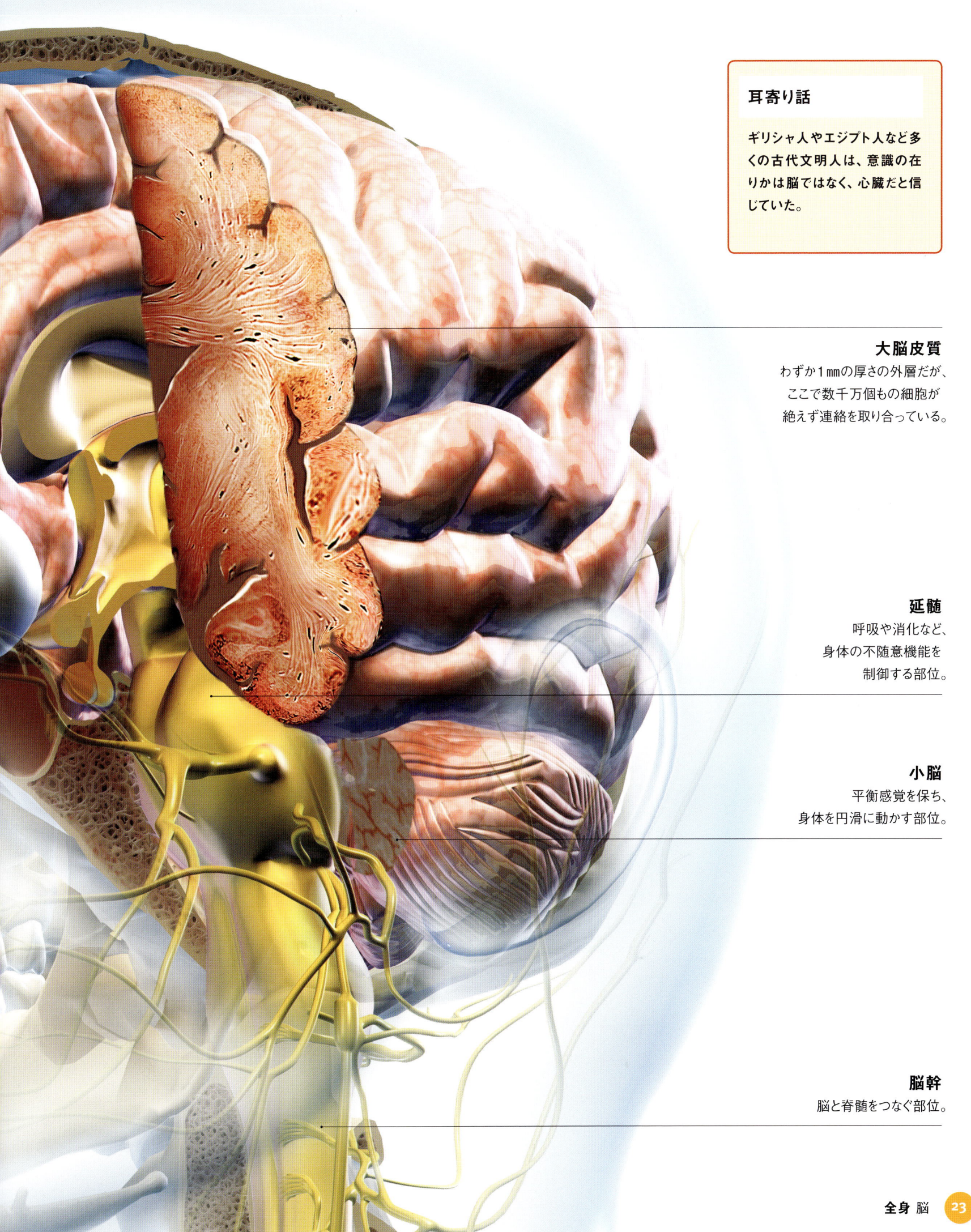

耳寄り話

ギリシャ人やエジプト人など多くの古代文明人は、意識の在りかは脳ではなく、心臓だと信じていた。

大脳皮質
わずか1㎜の厚さの外層だが、ここで数千万個もの細胞が絶えず連絡を取り合っている。

延髄
呼吸や消化など、身体の不随意機能を制御する部位。

小脳
平衡感覚を保ち、身体を円滑に動かす部位。

脳幹
脳と脊髄をつなぐ部位。

感情

脳の中の小さなリング状をした構造部分により、
人間は怒りや幸福感、愛などの感情を抱く。
この部位が感情を感知したとき、
それにどう対処すべきかを判断するのが前頭前野皮質である。
よちよち歩きの子供がかんしゃくを起こすのは、
前頭前野皮質が成長途上にあり、
感情をまだコントロールできない証拠だ。
感情が記憶に与える影響は大きく、イヤイヤしたことよりも
楽しんでしたことのほうが、ずっと記憶に残る。

人間は心を読むことはできないが、
「予感」や「第六感」は感じるものだ。
科学者たちはこれを、忘れたと思い込んでいる経験や感情を
脳が思い出した結果だと考えている。

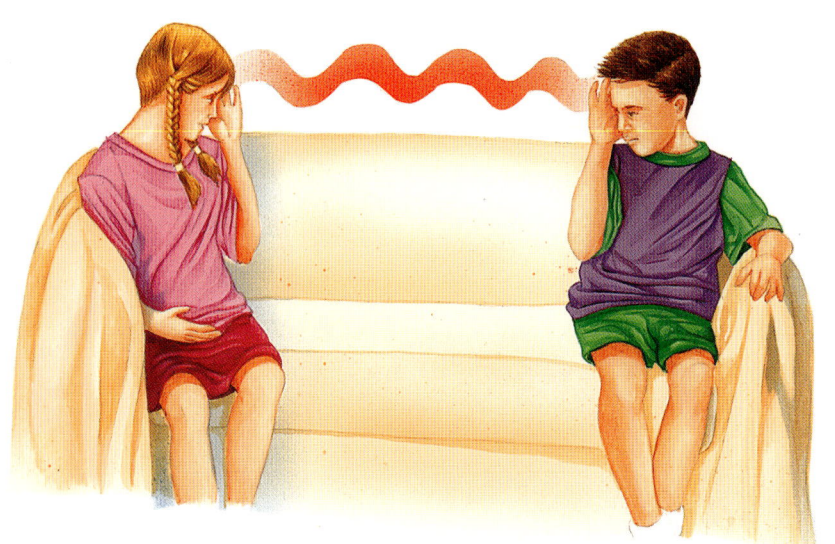

**前頭前野皮質
（前頭連合野）**
脳の前部にあるこの部位によって、
人間は判断力や理性を働かせて
感情を制御できる。

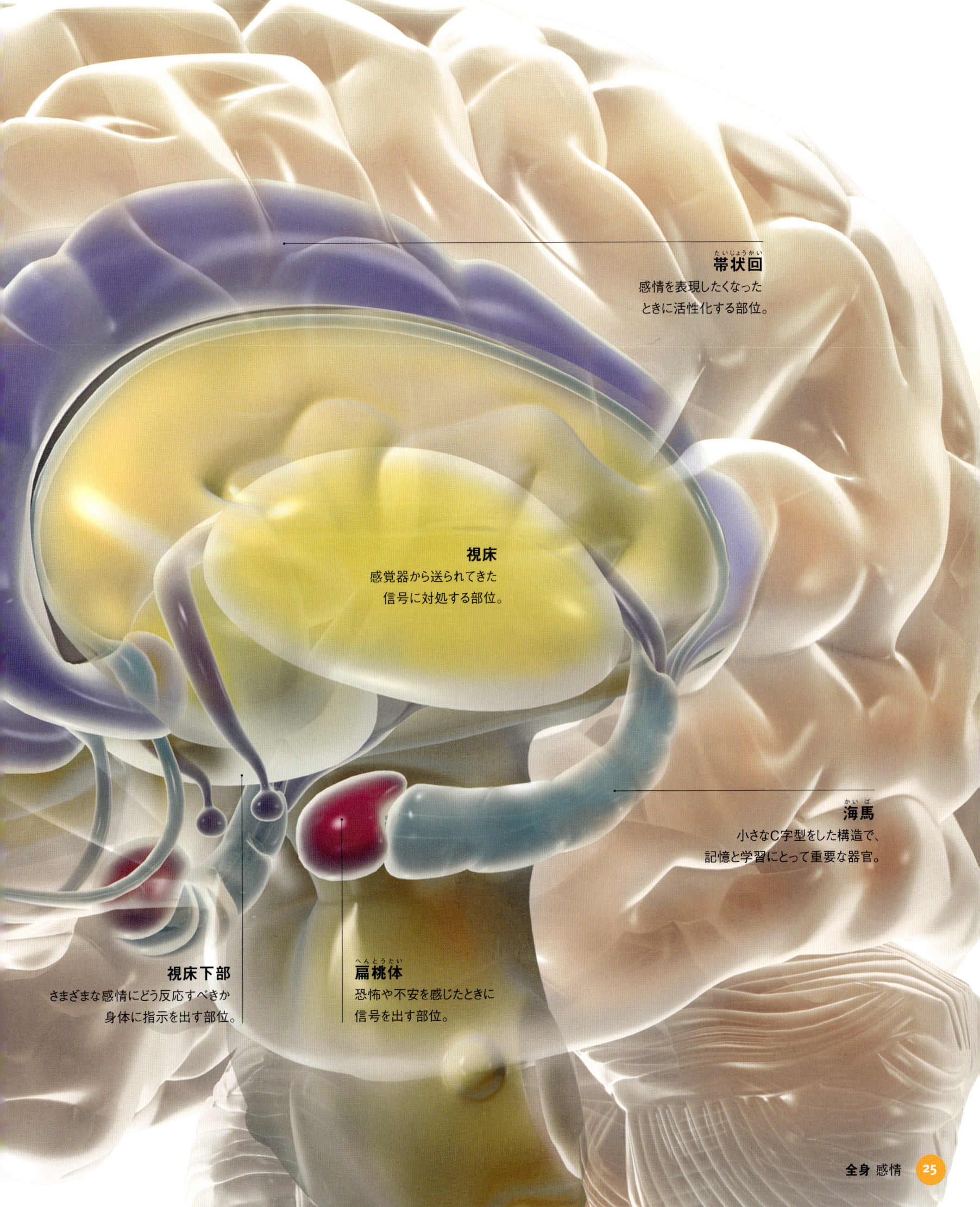

帯状回
感情を表現したくなったときに活性化する部位。

視床
感覚器から送られてきた信号に対処する部位。

海馬
小さなC字型をした構造で、記憶と学習にとって重要な器官。

視床下部
さまざまな感情にどう反応すべきか身体に指示を出す部位。

扁桃体
恐怖や不安を感じたときに信号を出す部位。

心臓

P26
心臓の背面図:
心臓の外層を取り除いたときの外観。

P27
心臓は自力で拍動する。
つまり、内蔵式のペースメーカーを持っている。
これは心臓の前面図で、
心臓のペースメーカーとして
働く細胞集団を示している。

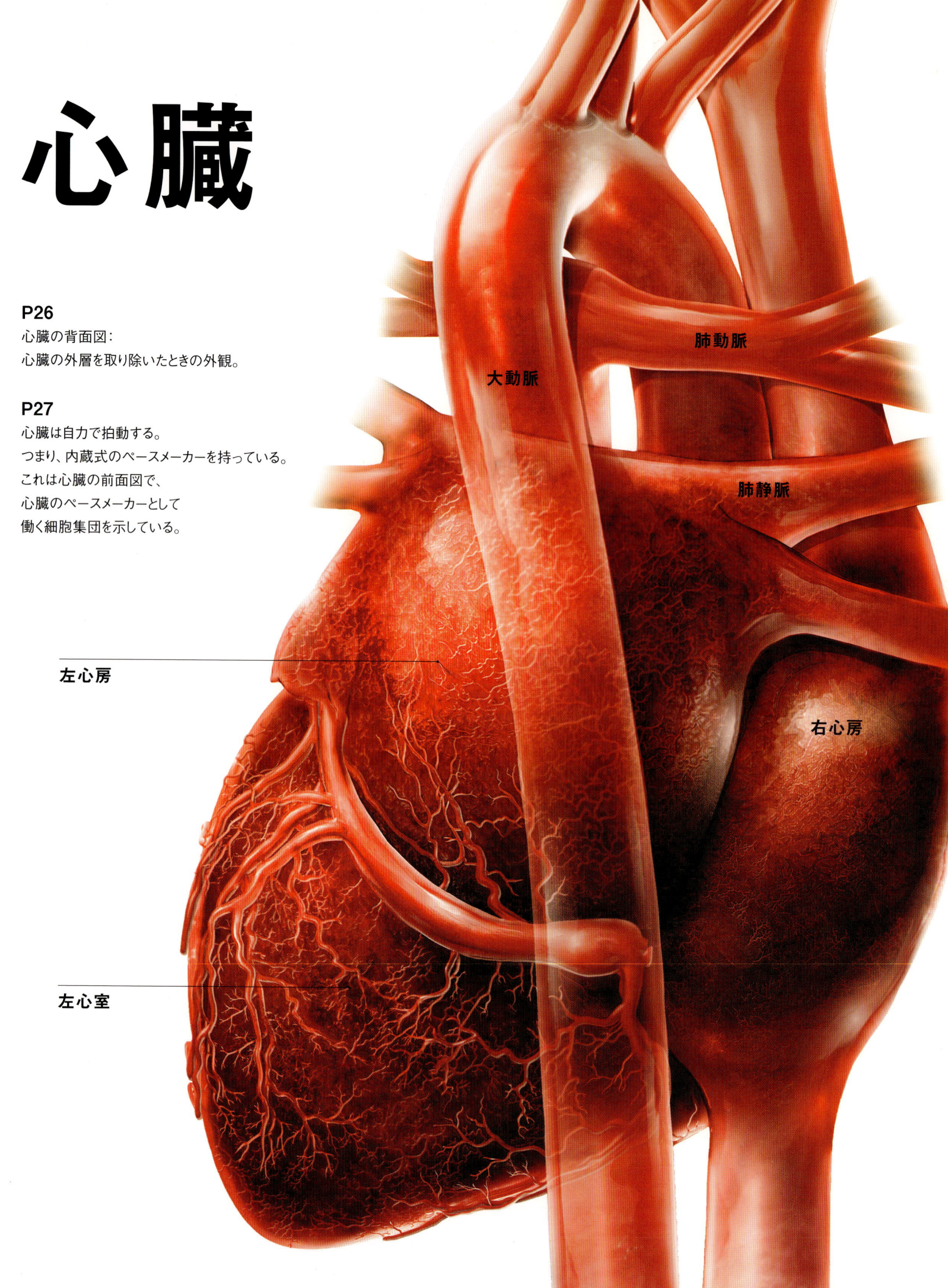

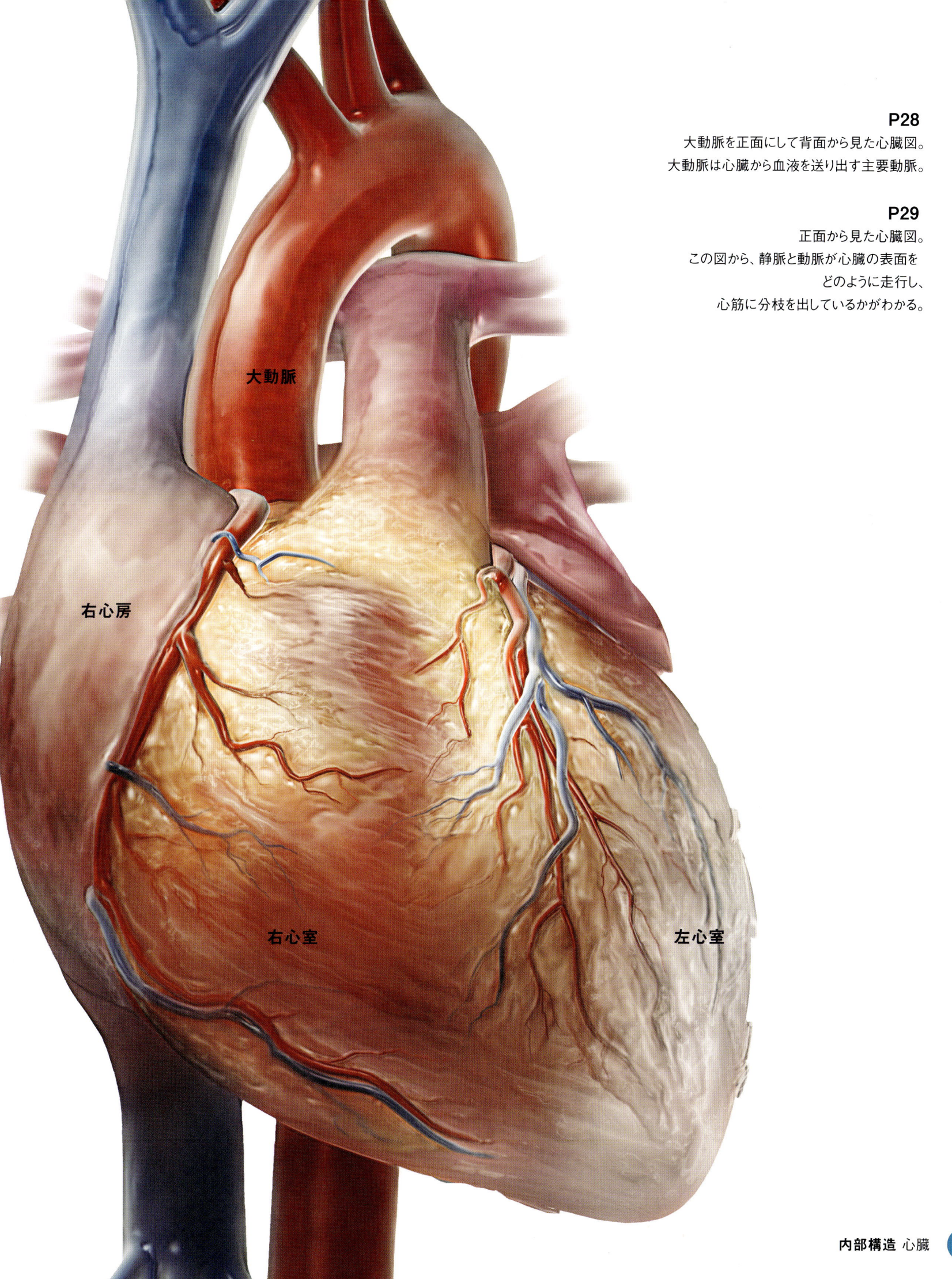

P28
大動脈を正面にして背面から見た心臓図。
大動脈は心臓から血液を送り出す主要動脈。

P29
正面から見た心臓図。
この図から、静脈と動脈が心臓の表面を
どのように走行し、
心筋に分枝を出しているかがわかる。

内部構造 心臓

心周期

心臓は1日に約10万回拍動する。
1回の拍動で心臓はぎゅっと収縮し、次に拡張する。
心臓は4つの部屋に分かれ、
2つのポンプを形成している。
右心室は全身から戻ってきた血液を肺へ送り出す。
左心室は肺で酸素を豊富に含んだ血液を全身へ送り出す。
心臓の働きによって血液は毎日24時間ずっと、全身を循環している。

心臓へ

心臓は大きく4つに分かれる。
上部に左心房と右心房、下部に左心室と右心室がある。
全身から来た血液は右心房へ流れ込み、
肺から来た血液は左心房へ流れ込む。

血液が
左心房に
充満する

血液が
右心房に
充満する

左心室

右心室

30

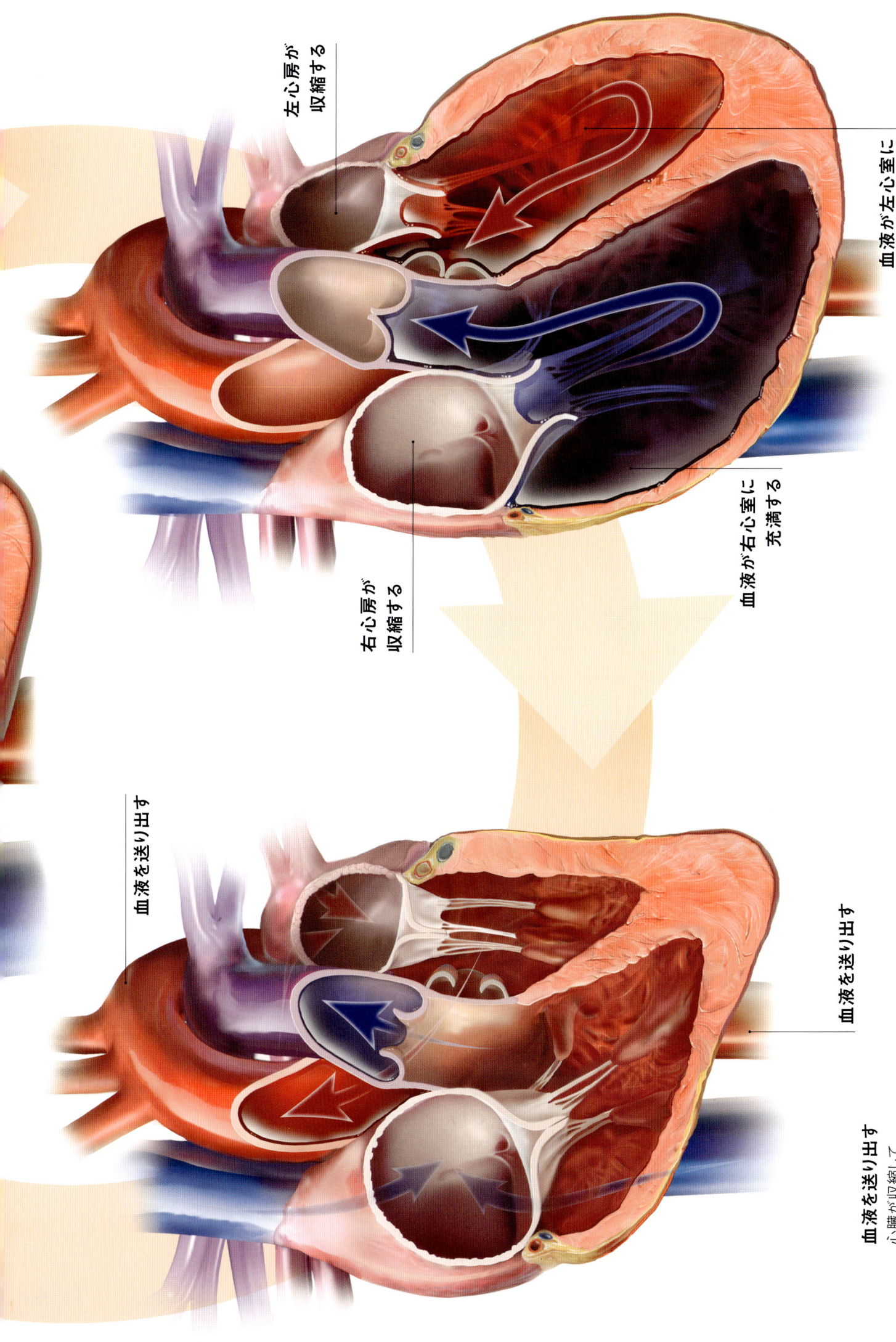

腕

腕は骨、関節、筋肉から構成されており、人間は手を使うことにより、
ピアノを弾いたり、ボールを投げたり、絵を描いたりと、いろいろなことができる。
腕は3本の長骨からなり、上腕の骨がひじの関節で前腕と結合している。
ひじの関節構造により、手を曲げたり、前腕を上下に動かしたりすることができる。

耳寄り話

「funny bone（尺骨の端）」は、bone（骨）という名がつくが、実は骨ではない。ひじの内部を通る神経である。名前の由来は、上腕のhumerus bone（上腕骨）と発音が似ていることによる。

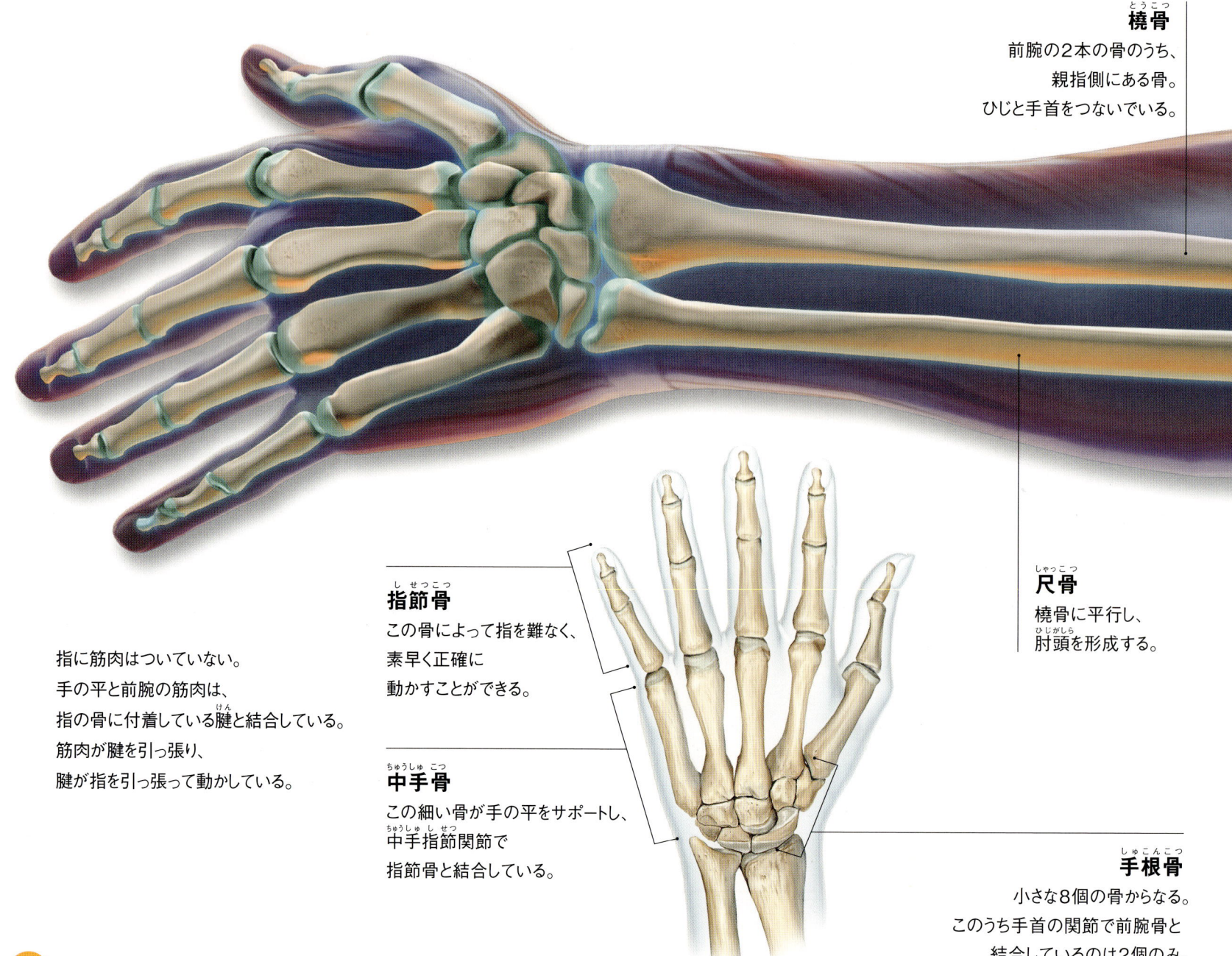

橈骨（とうこつ）
前腕の2本の骨のうち、親指側にある骨。ひじと手首をつないでいる。

指に筋肉はついていない。
手の平と前腕の筋肉は、
指の骨に付着している腱（けん）と結合している。
筋肉が腱を引っ張り、
腱が指を引っ張って動かしている。

指節骨（しせつこつ）
この骨によって指を難なく、素早く正確に動かすことができる。

中手骨（ちゅうしゅこつ）
この細い骨が手の平をサポートし、中手指節関節（ちゅうしゅしせつ）で指節骨と結合している。

尺骨（しゃっこつ）
橈骨に平行し、肘頭（ひじがしら）を形成する。

手根骨（しゅこんこつ）
小さな8個の骨からなる。このうち手首の関節で前腕骨と結合しているのは2個のみ。

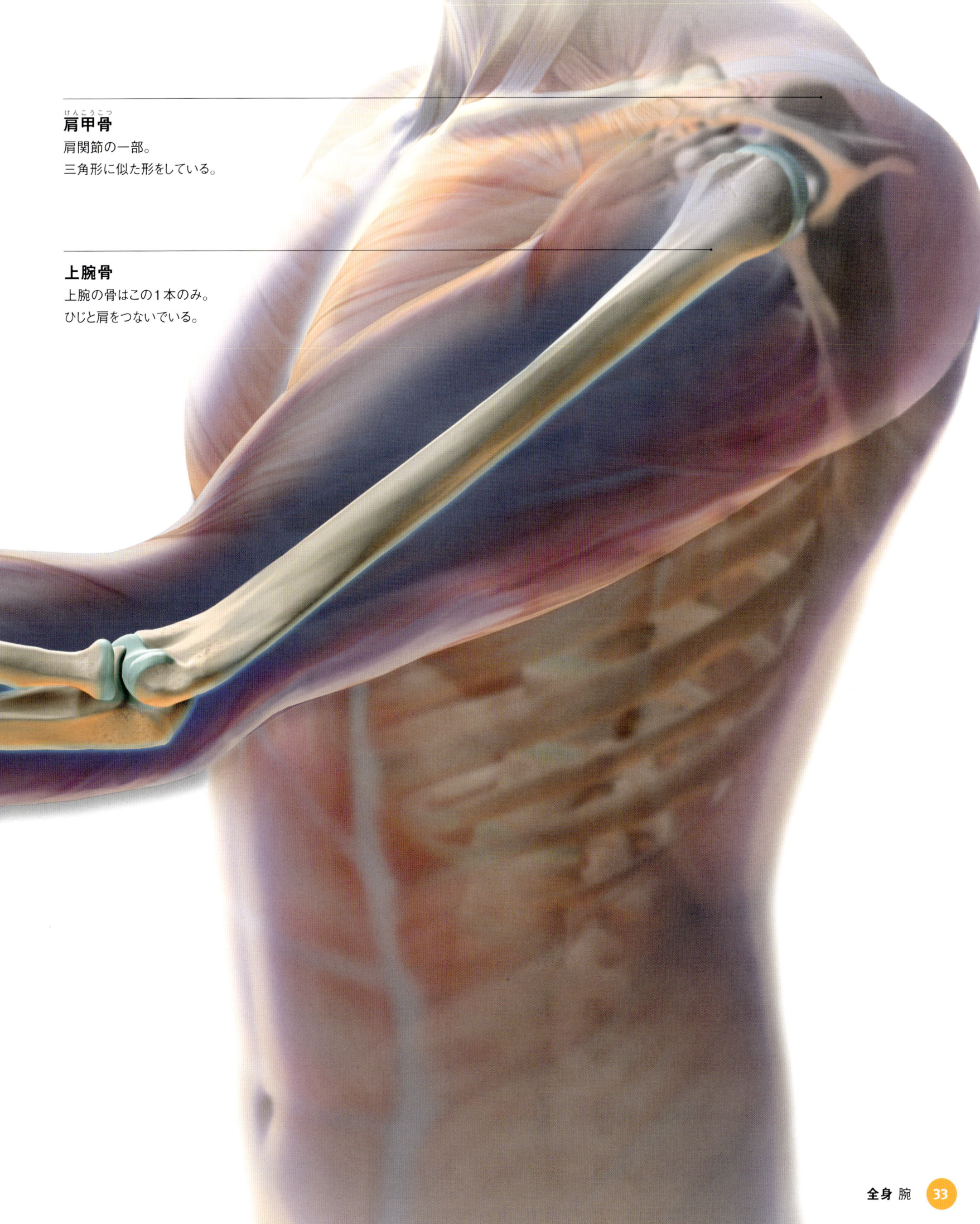

肩甲骨
肩関節の一部。
三角形に似た形をしている。

上腕骨
上腕の骨はこの1本のみ。
ひじと肩をつないでいる。

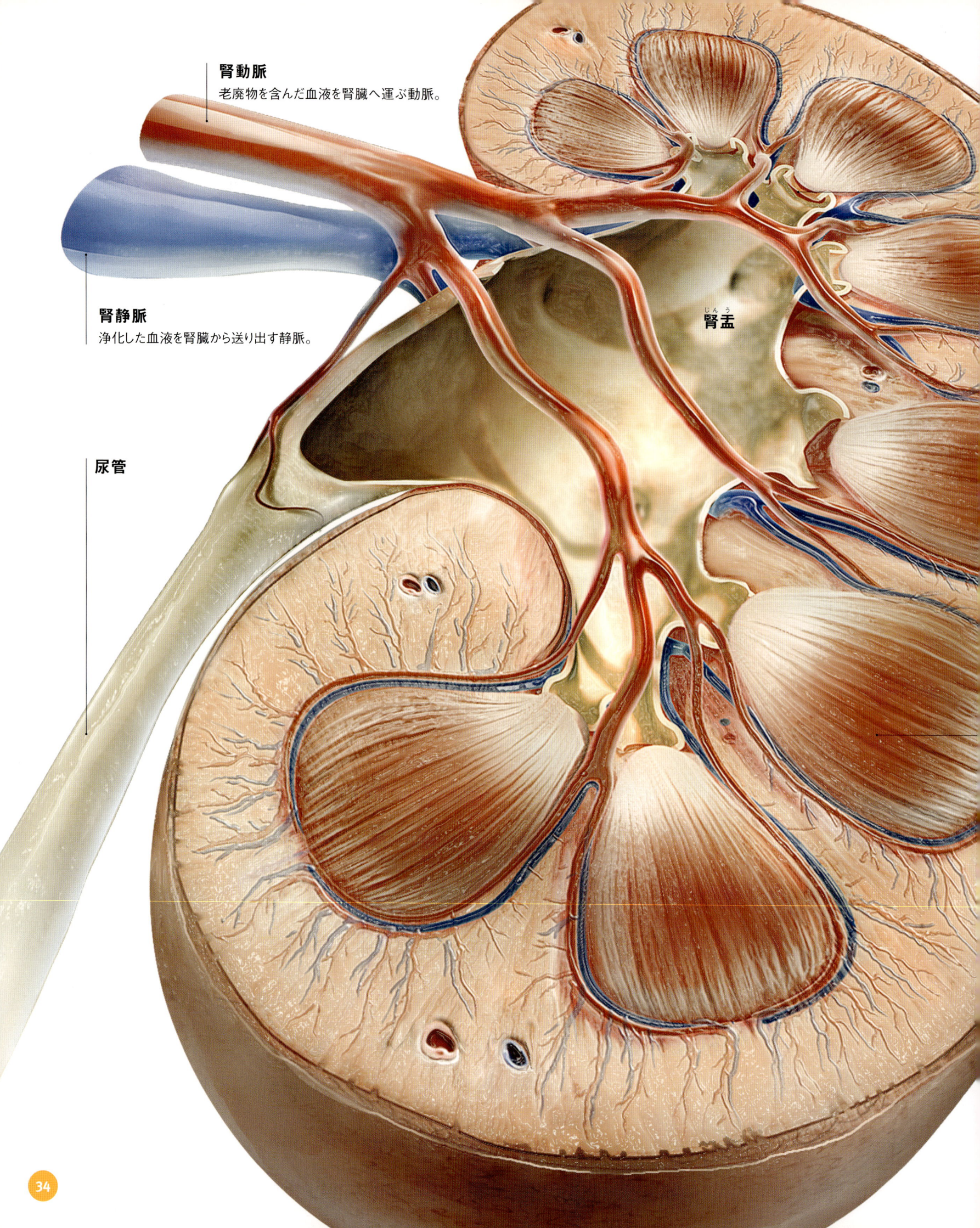

腎動脈
老廃物を含んだ血液を腎臓へ運ぶ動脈。

腎静脈
浄化した血液を腎臓から送り出す静脈。

尿管

腎盂(じんう)

腎臓

腎臓には血液中から老廃物を取り除く働きがある。
1個の腎臓はネフロンと呼ばれる約100万個の小さな濾過装置からなる。
このネフロンが一体となって血液を浄化し、
体内の水や塩、その他の物質の濃度を適正にする。
腎臓で浄化されてきれいになった血液は血流へ戻される。
余分な水や塩、尿素と呼ばれる老廃物が尿となる。
尿は尿管と呼ばれる2本の管を通って腎臓から膀胱へ流れる。
尿は膀胱に溜められ、尿道と呼ばれる別の管を通って排出される。

腎杯
尿は腎杯から腎盂へ、そして尿管へと流れる。

腎皮質
特殊なフィルターで血液を浄化する。

腎髄質
血液の浄化を助け、水を再吸収する。

尿道以外の泌尿器系は、男女とも同じである。
尿道の長さは男性では約22cmあるが、女性は5cmしかない。

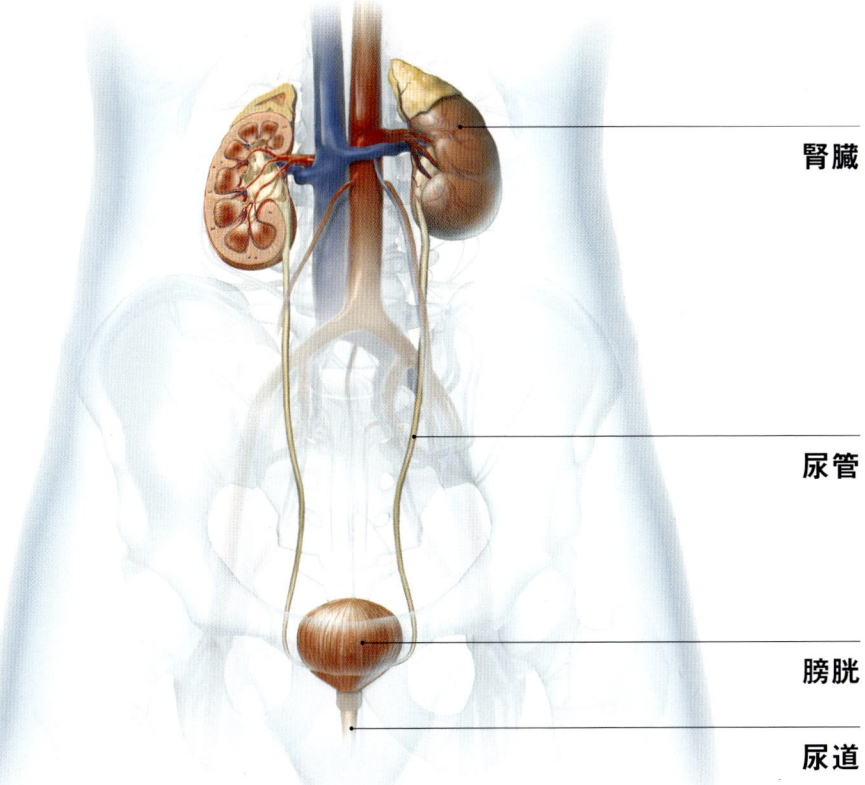

腎臓

尿管

膀胱

尿道

胸部

P36
胸部の筋肉によって押したり、物を投げたり、登ったりできる。
主要な筋肉は大胸筋と呼ばれる。

P37
肋骨は肺や肝臓といった内臓を
保護する壁を形成する。

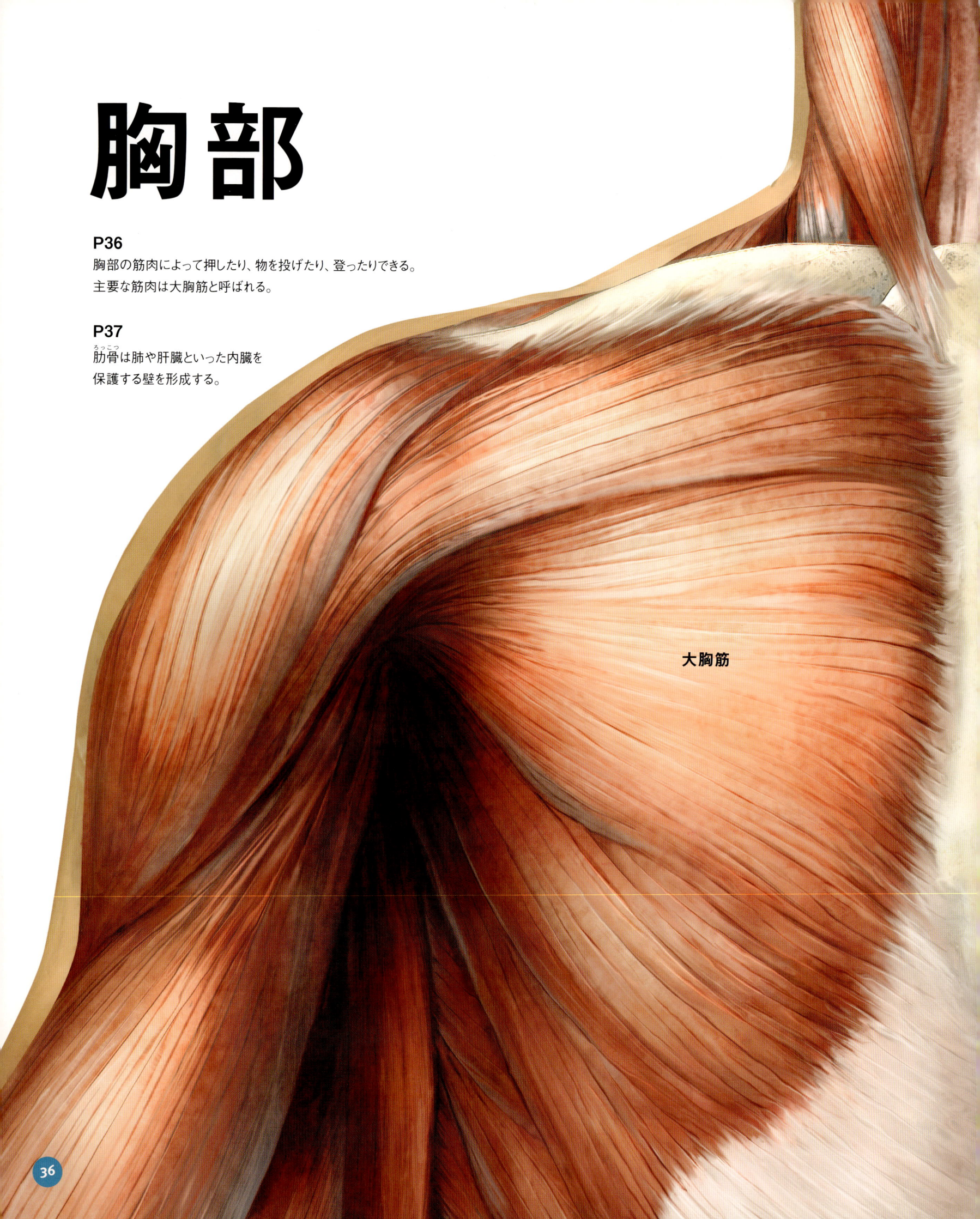

大胸筋

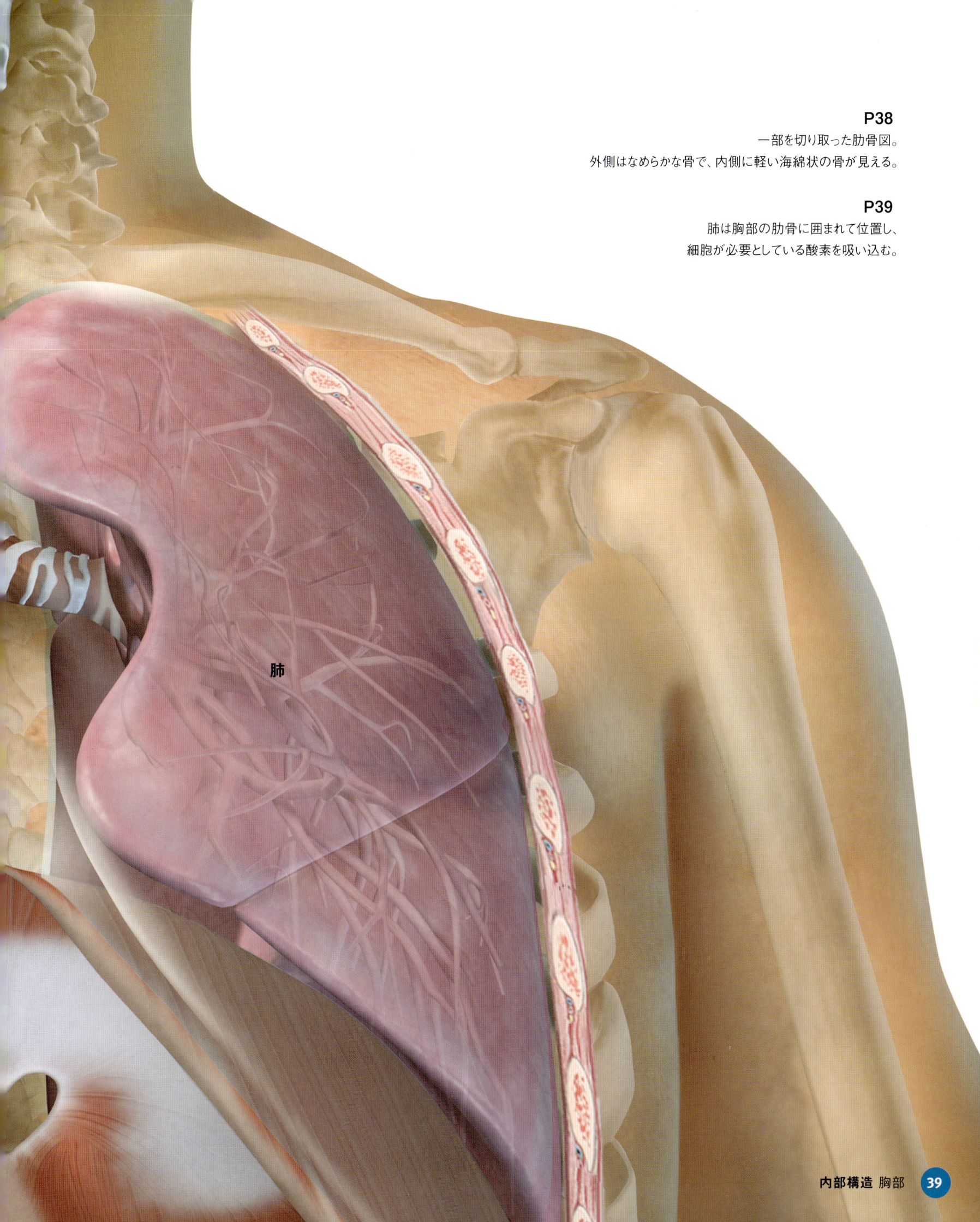

P38
一部を切り取った肋骨図。
外側はなめらかな骨で、内側に軽い海綿状の骨が見える。

P39
肺は胸部の肋骨に囲まれて位置し、
細胞が必要としている酸素を吸い込む。

肺

生殖

胎児は、もともとは小さな1個の細胞である。
この細胞が2つに分裂し、大きさが2倍になる。
そうやって胎児はだんだん大きくなっていく。
3カ月たつと胎児は15cm程度になり、すべての器官が形成される。
そして、中枢神経系が筋肉と連絡を開始し、胎児が動き始める。
9カ月までにはあらゆる器官系が発達する。
胎内にいる間、胎児は臍帯（へその緒）で母体とつながっている。
臍帯によって胎盤から胎児へ血液、酸素、栄養が運ばれる。

> **耳寄り話**
>
> 出生時の胎児には指紋がない。指紋ができるまでには3カ月かかる。

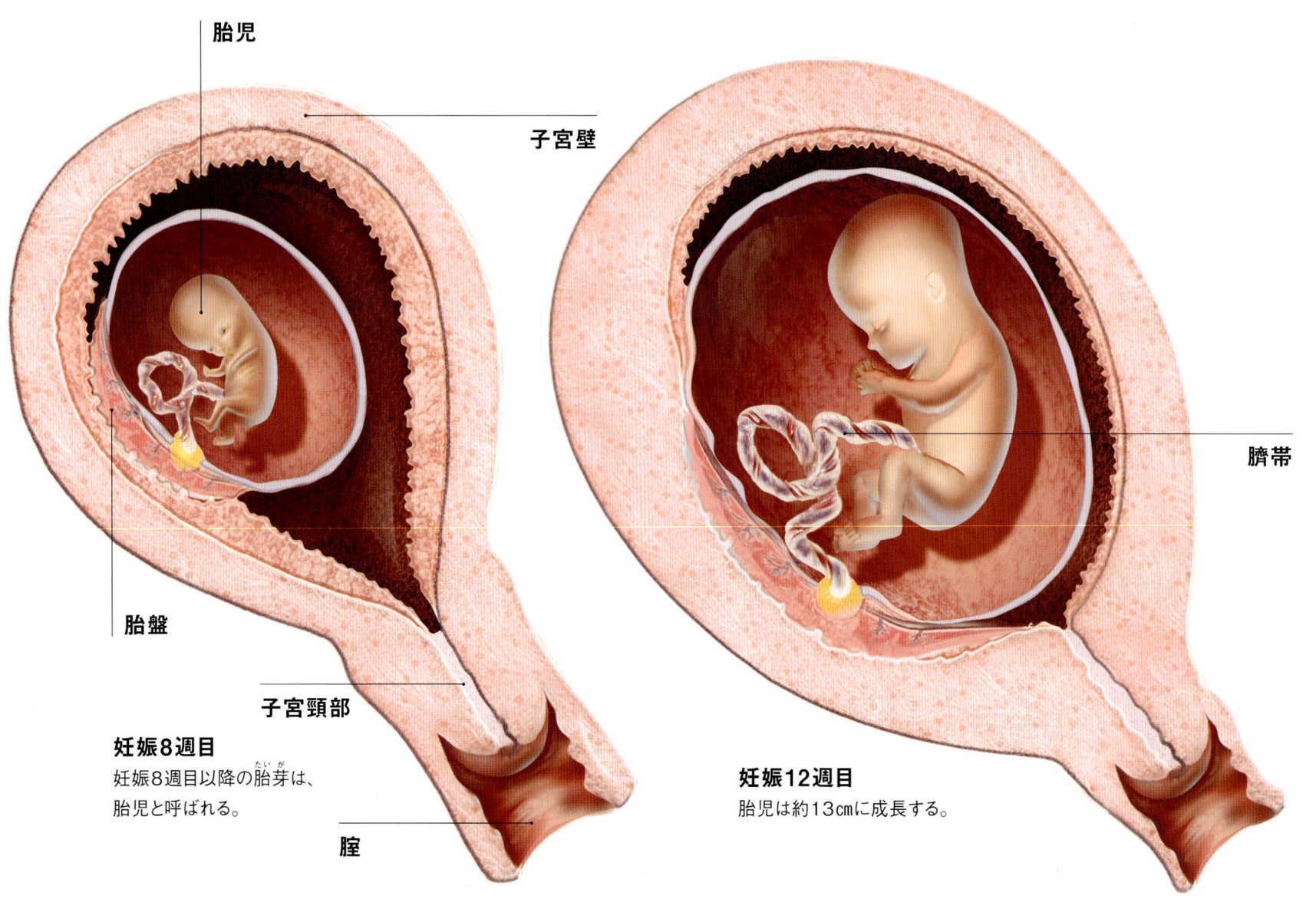

妊娠8週目
妊娠8週目以降の胎芽は、胎児と呼ばれる。

妊娠12週目
胎児は約13cmに成長する。

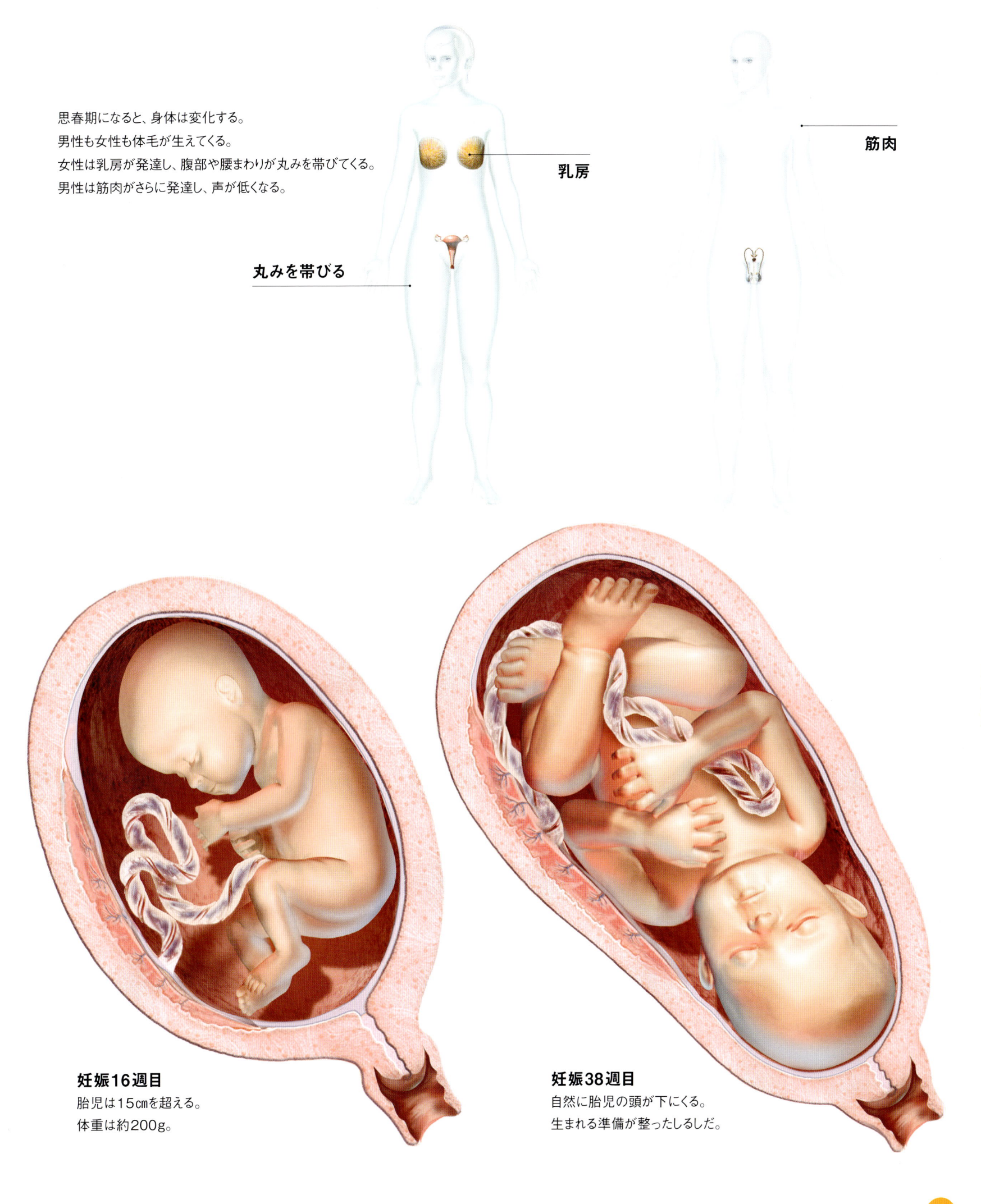

思春期になると、身体は変化する。
男性も女性も体毛が生えてくる。
女性は乳房が発達し、腹部や腰まわりが丸みを帯びてくる。
男性は筋肉がさらに発達し、声が低くなる。

乳房

筋肉

丸みを帯びる

妊娠16週目
胎児は15㎝を超える。
体重は約200g。

妊娠38週目
自然に胎児の頭が下にくる。
生まれる準備が整ったしるしだ。

全身 生殖

脚

脚と足の骨が連係して動き、人間は歩いたりバランスをとることができる（監訳者注：「脚」は主に太ももから足首までを、「足」は足首から先を指す）。ほとんどの骨は12歳までにできあがるが、腕と脚の骨は20歳頃まで成長を続ける。脚には大腿骨、膝蓋骨、脛骨、腓骨の4種類の骨がある。脚の骨や筋肉、腱はしっかりと身体を支えなければならない。

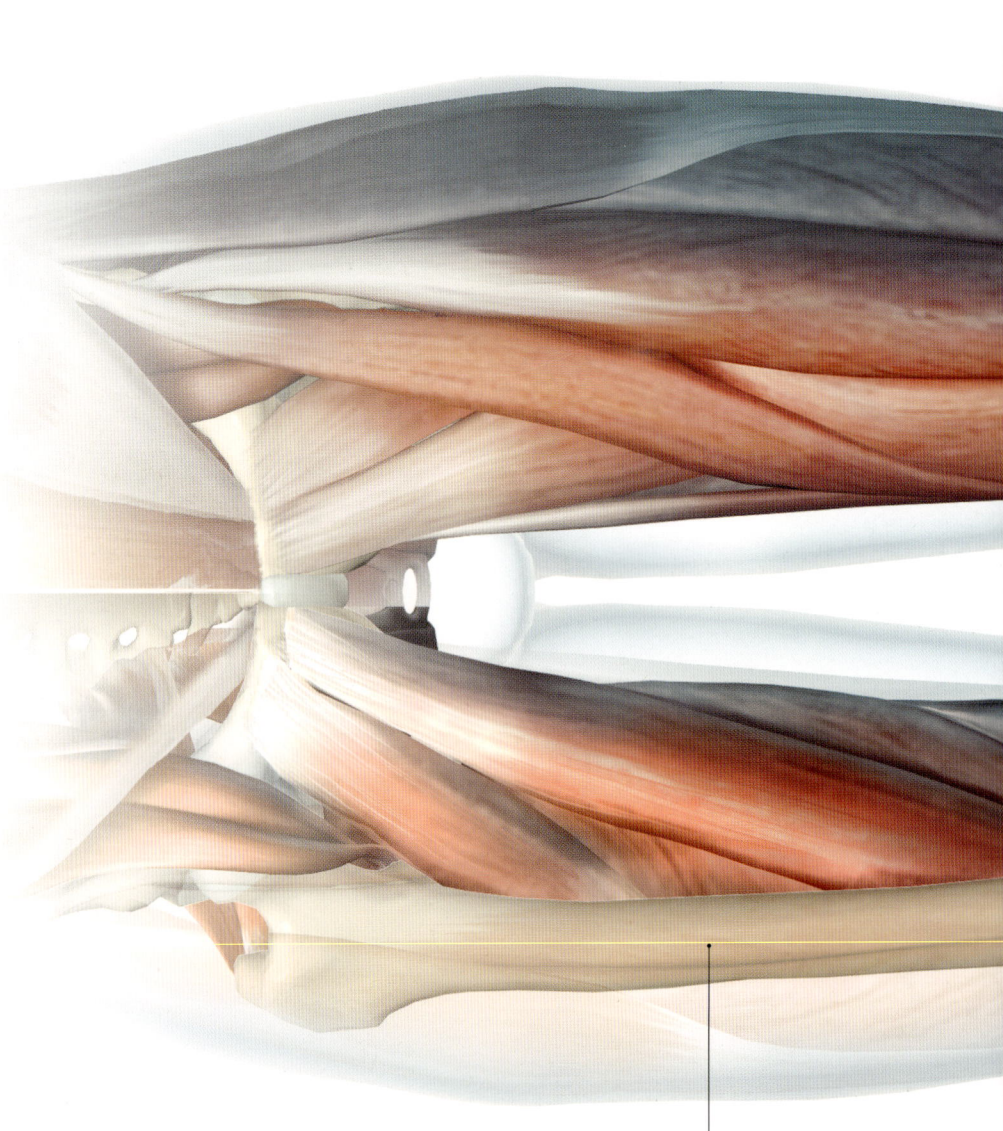

耳寄り話
年齢に関係なく、大腿骨の長さは身長の約4分の1である。

大腿骨 身体の中で最長の骨。

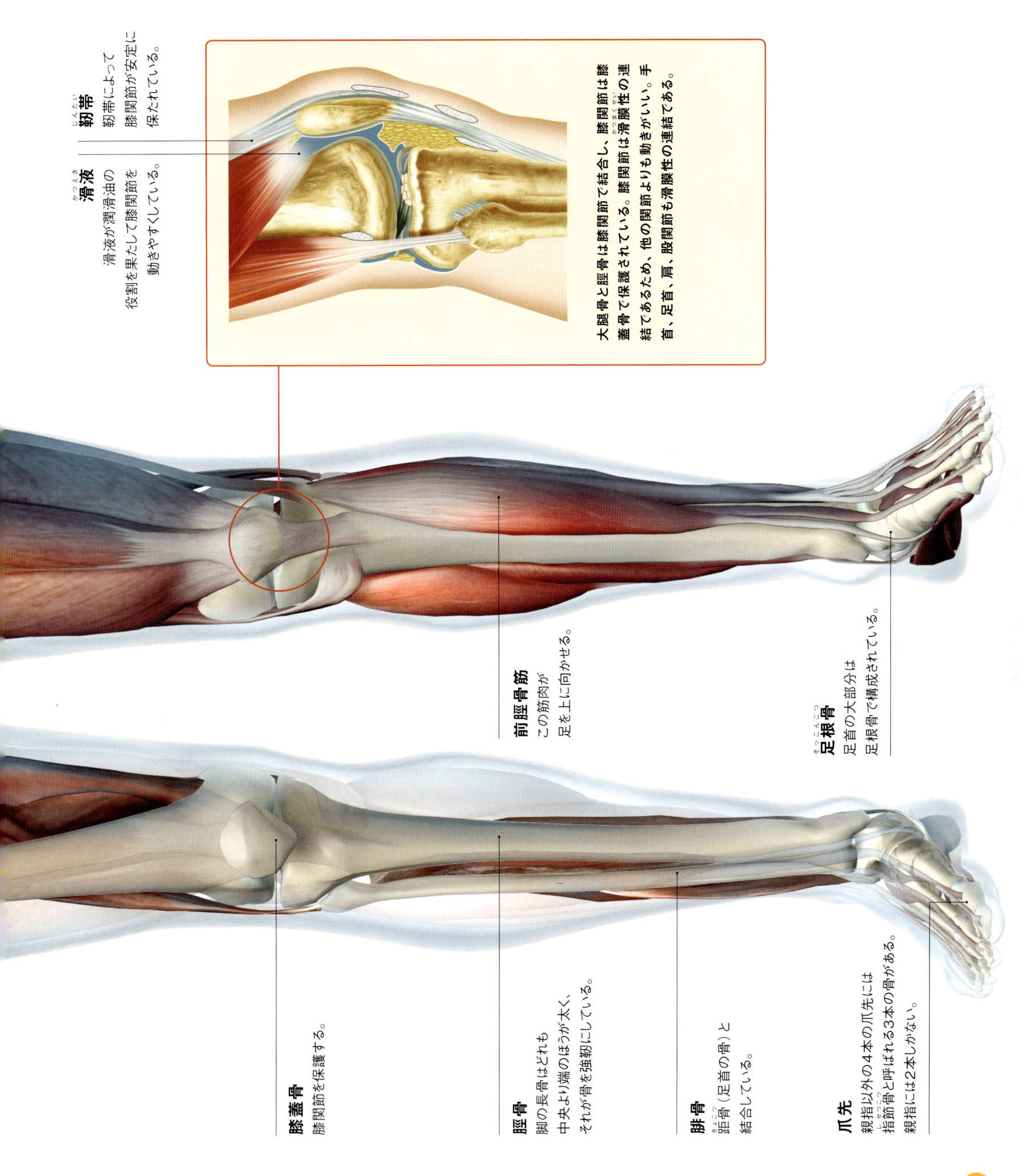

靭帯
靭帯によって膝関節が安定に保たれている。

滑液
滑液が潤滑油の役割を果たして膝関節を動きやすくしている。

大腿骨と脛骨は膝関節で結合し、膝関節は膝蓋骨で保護されている。膝関節は滑膜性の連結であるため、他の関節よりも動きがいい。手首、足首、肩、股関節も滑膜性の連結である。

前脛骨筋
この筋肉が足を上に向かせる。

足根骨
足首の大部分は足根骨で構成されている。

膝蓋骨
膝関節を保護する。

脛骨
脚の長骨はどれも中央より端のほうが太く、それが骨を強靭にしている。

腓骨
距骨（足首の骨）と結合している。

爪先
親指以外の4本の爪先には指節骨と呼ばれる3本の骨がある。親指には2本しかない。

全身 脚 43

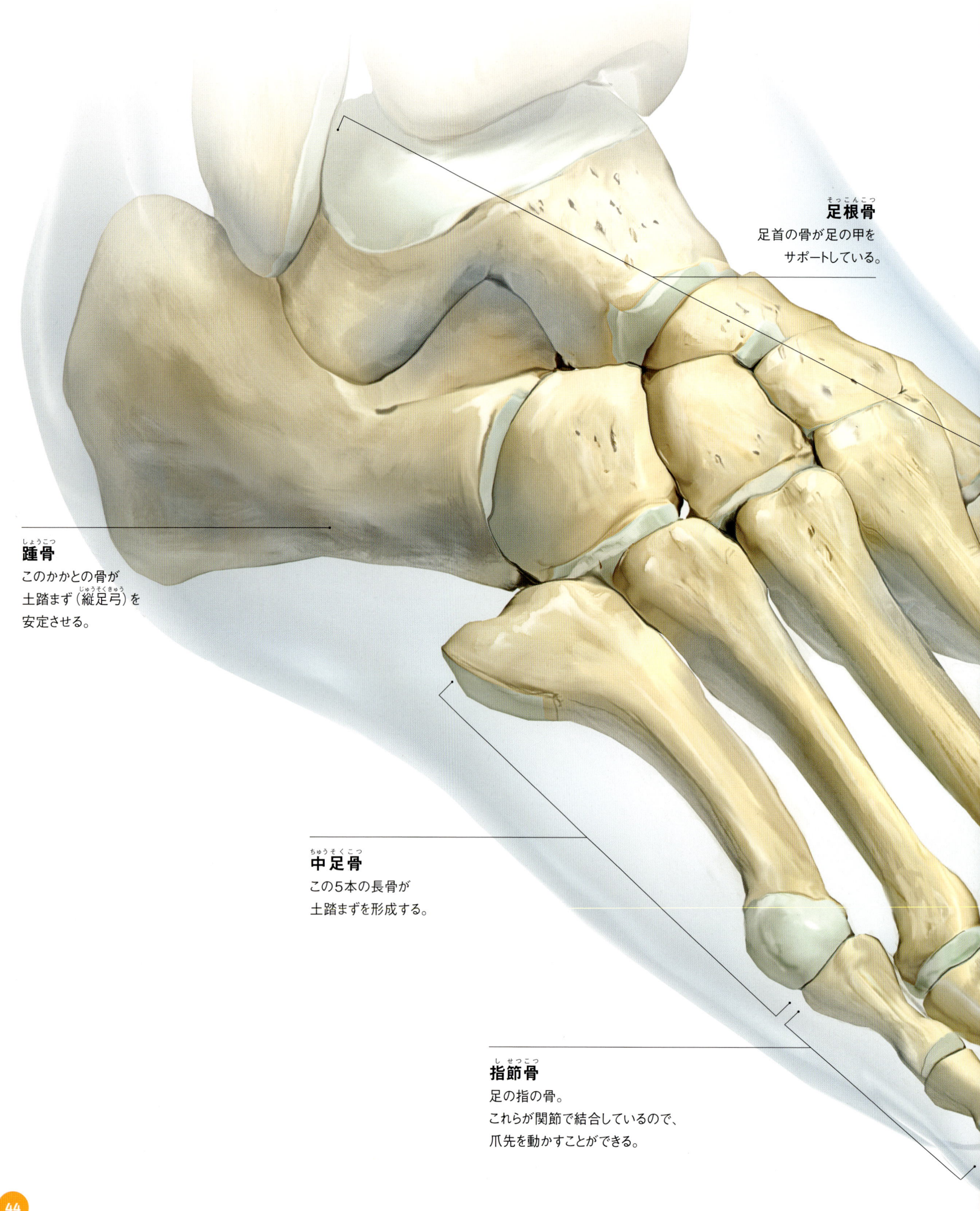

足根骨
足首の骨が足の甲を
サポートしている。

踵骨
このかかとの骨が
土踏まず（縦足弓）を
安定させる。

中足骨
この5本の長骨が
土踏まずを形成する。

指節骨
足の指の骨。
これらが関節で結合しているので、
爪先を動かすことができる。

足

人間の骨格には、手や足などの動きを助ける四肢（しし）の骨が含まれている。
足は体重を支え、身体のバランスをとる。
左右の足はそれぞれ26個の骨と、33個の関節と、19個の筋肉を備えており、
これらが一体となって足を柔軟に、かつ力強く動かしている。
両足の骨は全身の骨の4分の1を占める。

足の骨は、体重を支えるためアーチ状になっている。
偏平足（へんぺいそく）は腱が弱ってアーチが平べったくなった状態である。

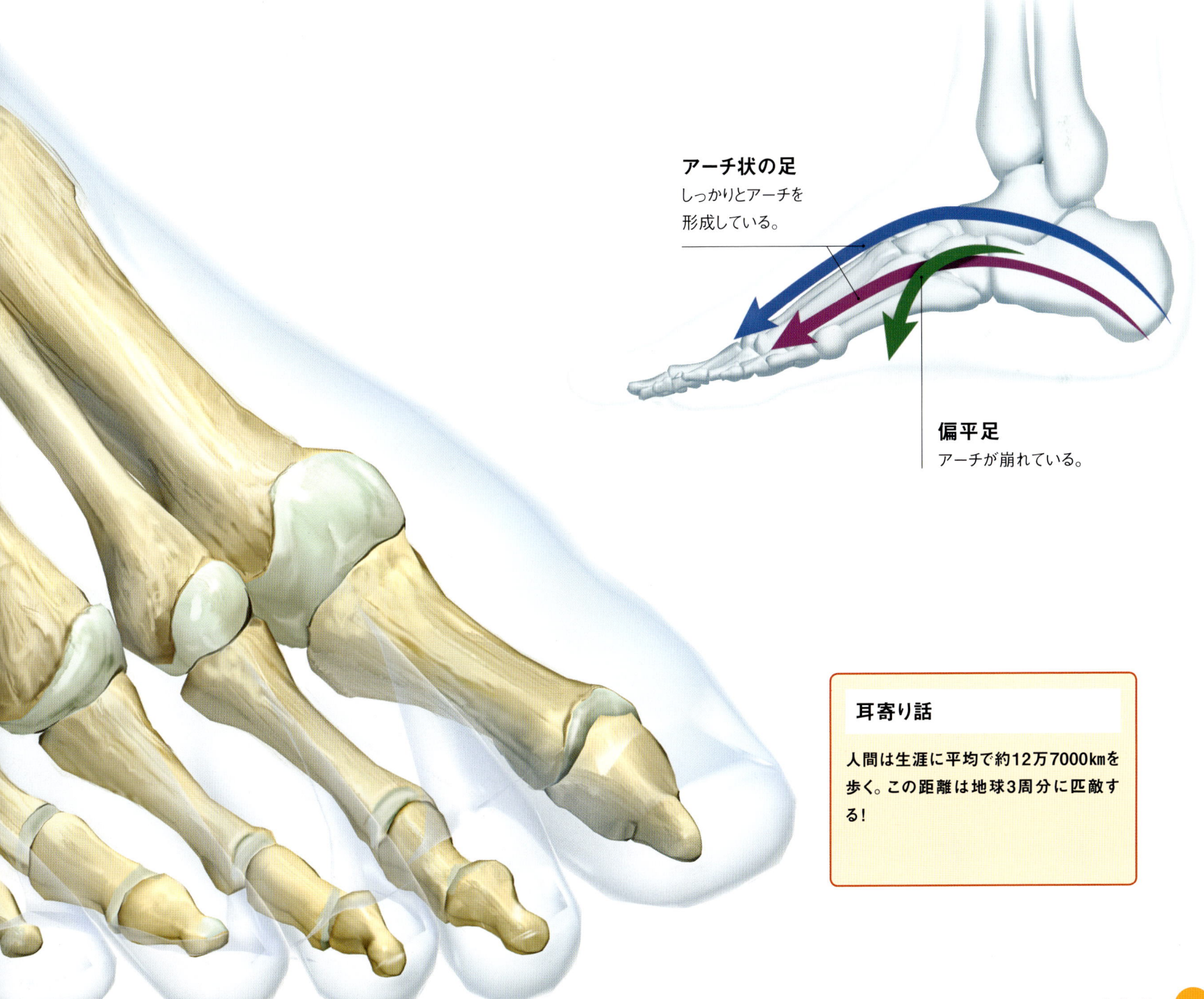

アーチ状の足
しっかりとアーチを形成している。

偏平足
アーチが崩れている。

> **耳寄り話**
>
> 人間は生涯に平均で約12万7000kmを歩く。この距離は地球3周分に匹敵する！

全身 足

感覚

人間は、身体の内側と外側で何が起きているかを
教えてくれる何百万もの感覚受容器に頼って生きている。
感覚には温度や手ざわり（肌ざわり）、圧迫や痛みを感知する一般的な感覚と、
視覚や聴覚、嗅覚、味覚、平衡感覚を担当する特殊な感覚がある。
感覚受容器は何かを感知すると、中枢神経系へメッセージを送る。
そして、中枢神経系が人間の行動と感覚のすべてをつかさどる。

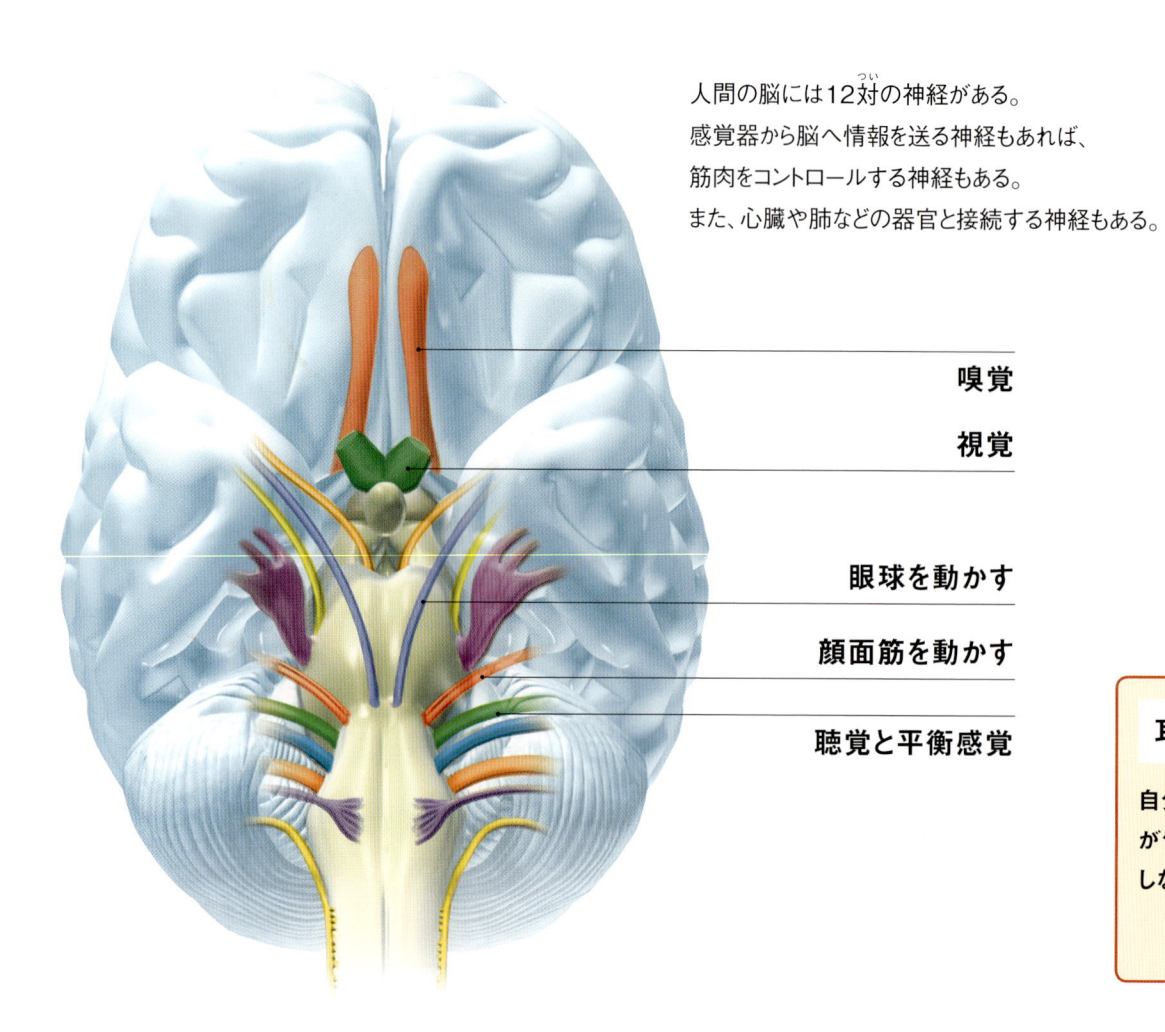

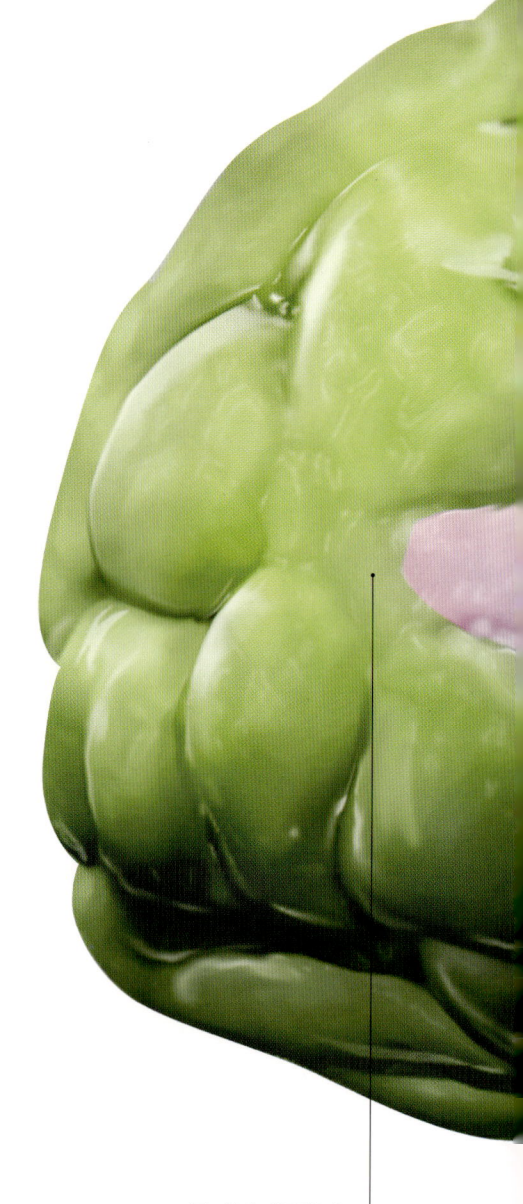

人間の脳には12対(つい)の神経がある。
感覚器から脳へ情報を送る神経もあれば、
筋肉をコントロールする神経もある。
また、心臓や肺などの器官と接続する神経もある。

嗅覚

視覚

眼球を動かす

顔面筋を動かす

聴覚と平衡感覚

思考と行動を
つかさどる

耳寄り話

自分自身をくすぐることはできない。自分が何をしようとしているのか脳はお見通しなので、感覚を無視するからだ。

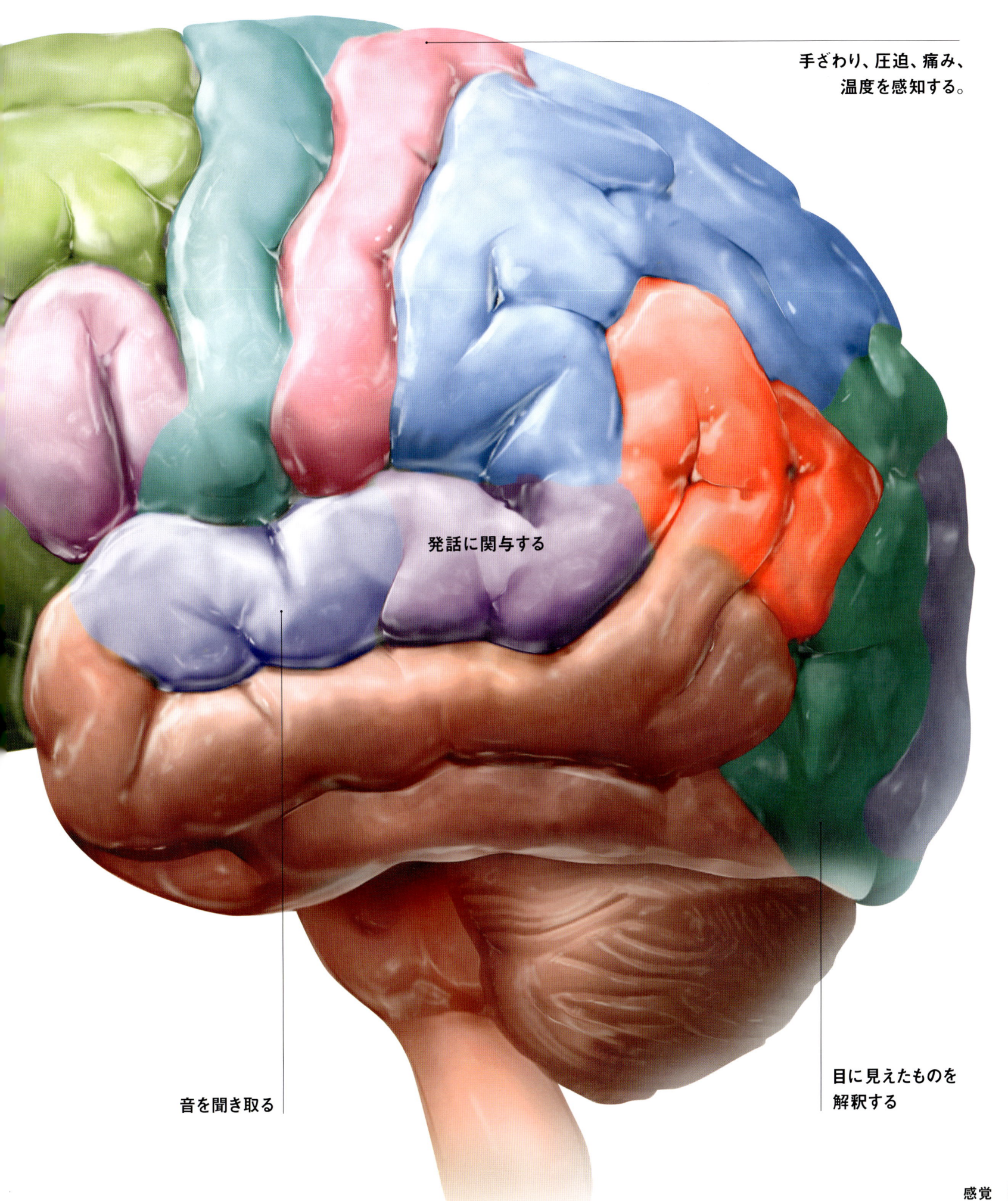

手ざわり、圧迫、痛み、温度を感知する。

発話に関与する

音を聞き取る

目に見えたものを解釈する

感覚 47

触覚

皮膚には自分が何を感じているのかを
教えてくれる小さな受容器がぎっしり詰まっている。
何かに触れた瞬間、受容器は
神経細胞をたどって脳へメッセージを送る。
脳はどんな感覚を、どこで感じているかを特定する。
感覚には熱さ、寒さ、振動、圧迫、痛みなど
いろいろな種類がある。
受容器によって感知する感覚は異なる。

触覚の感覚受容器は皮膚の表皮とその下の真皮(しんぴ)にある。
1本の指先に、約100個の受容器がある。

耳寄り話

最も感度の高い部位は手、唇、顔、首、舌、足、指先である。

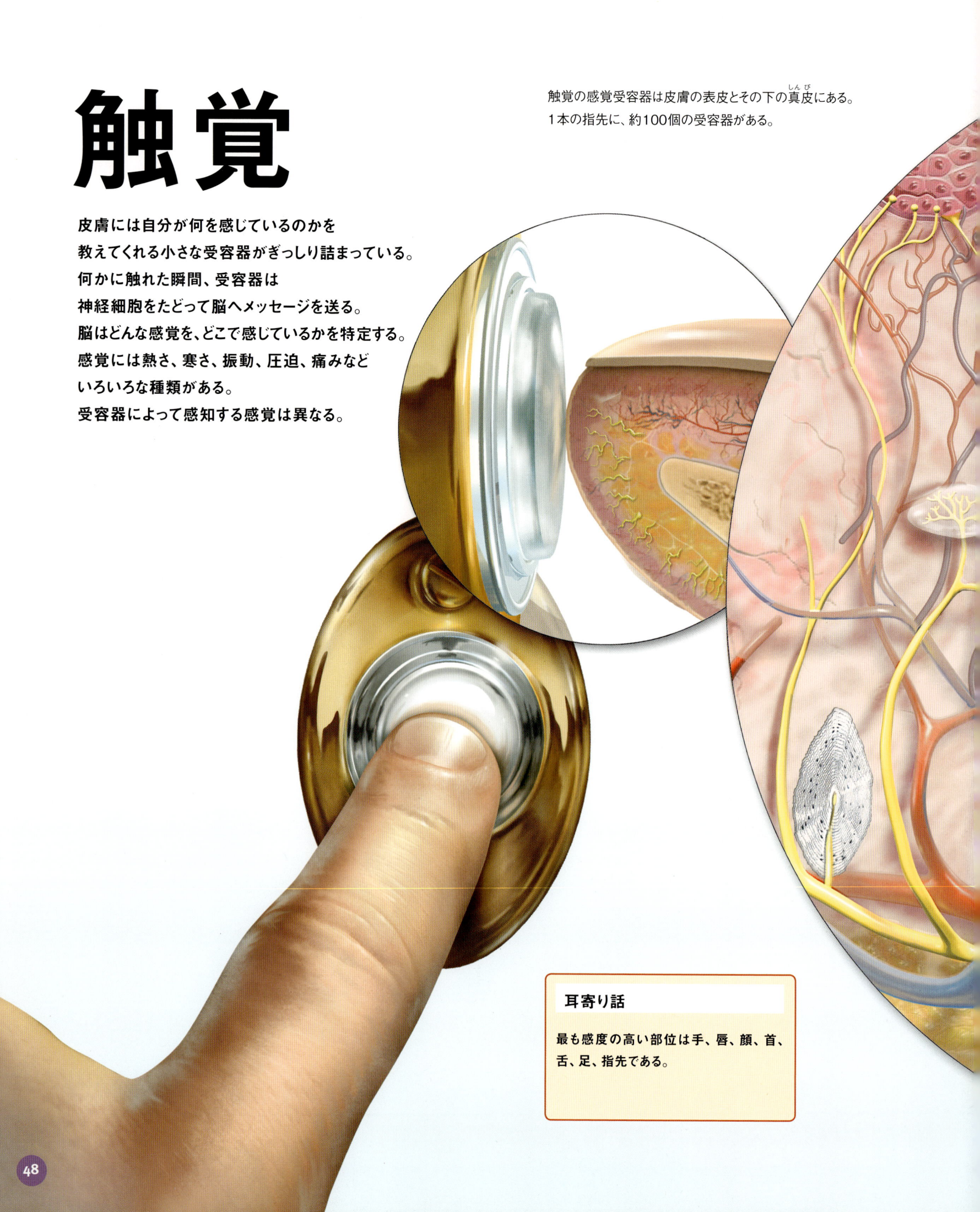

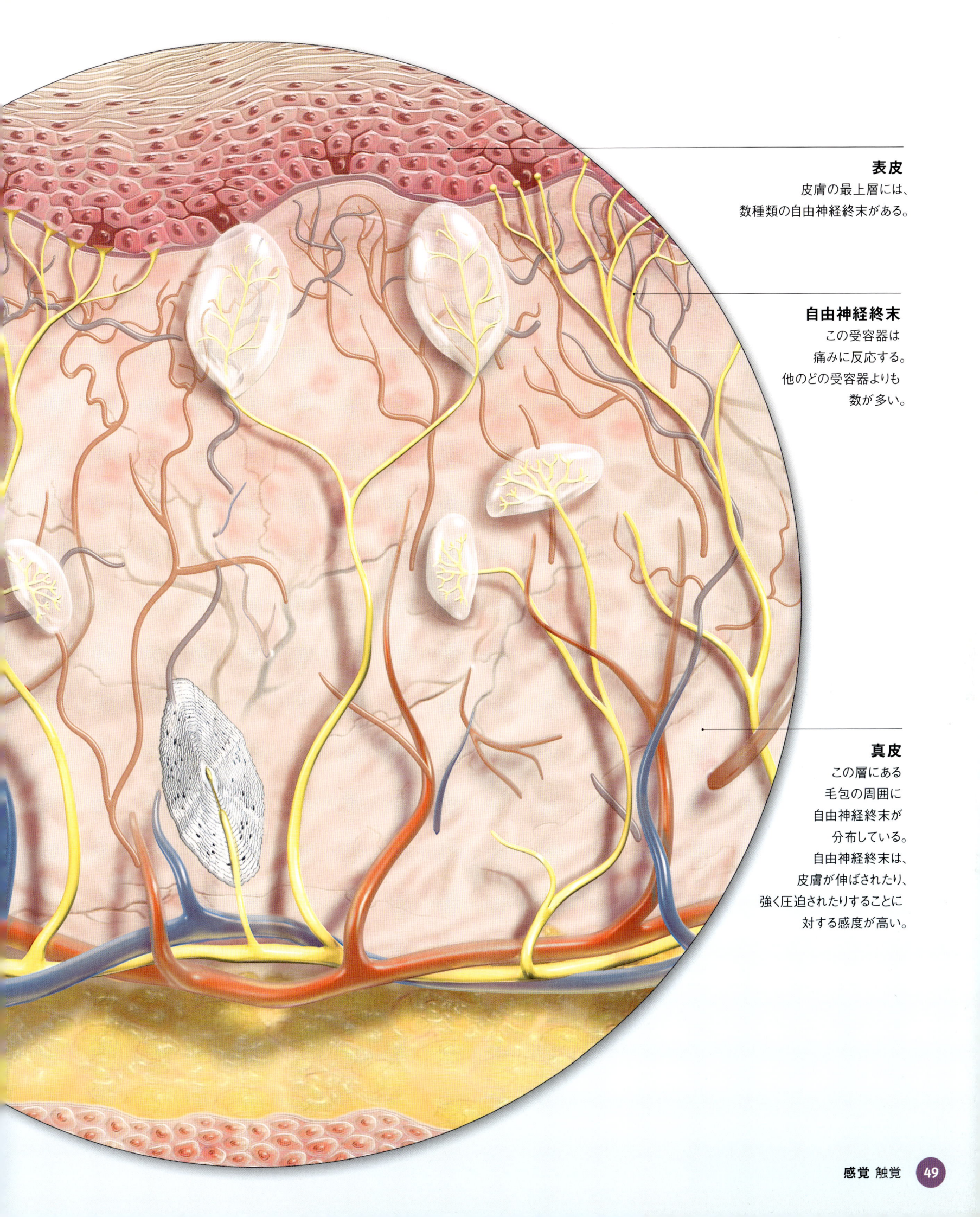

表皮
皮膚の最上層には、数種類の自由神経終末がある。

自由神経終末
この受容器は痛みに反応する。他のどの受容器よりも数が多い。

真皮
この層にある毛包の周囲に自由神経終末が分布している。自由神経終末は、皮膚が伸ばされたり、強く圧迫されたりすることに対する感度が高い。

感覚 触覚

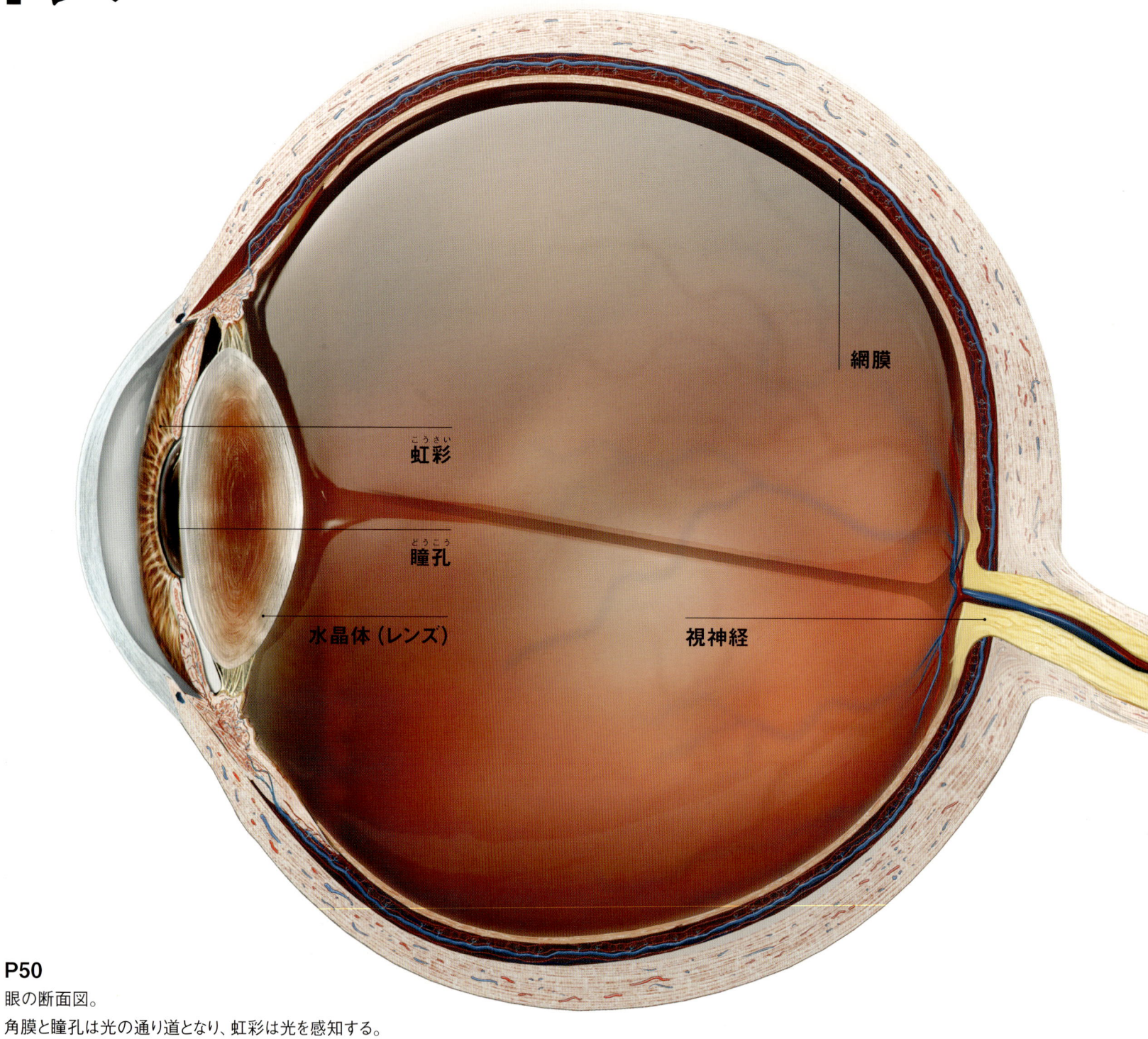

眼

網膜

虹彩（こうさい）

瞳孔（どうこう）

水晶体（レンズ）

視神経

P50
眼の断面図。
角膜と瞳孔は光の通り道となり、虹彩は光を感知する。
光は水晶体（レンズ）を通過して網膜で焦点を結ぶ。
網膜は視神経をつたって見えている像を脳へ伝える。

P51
眼球の周囲には、眼を動かす小さな筋肉がある。
白眼の部分は強膜と呼ばれ、眼球を保護する。

強膜

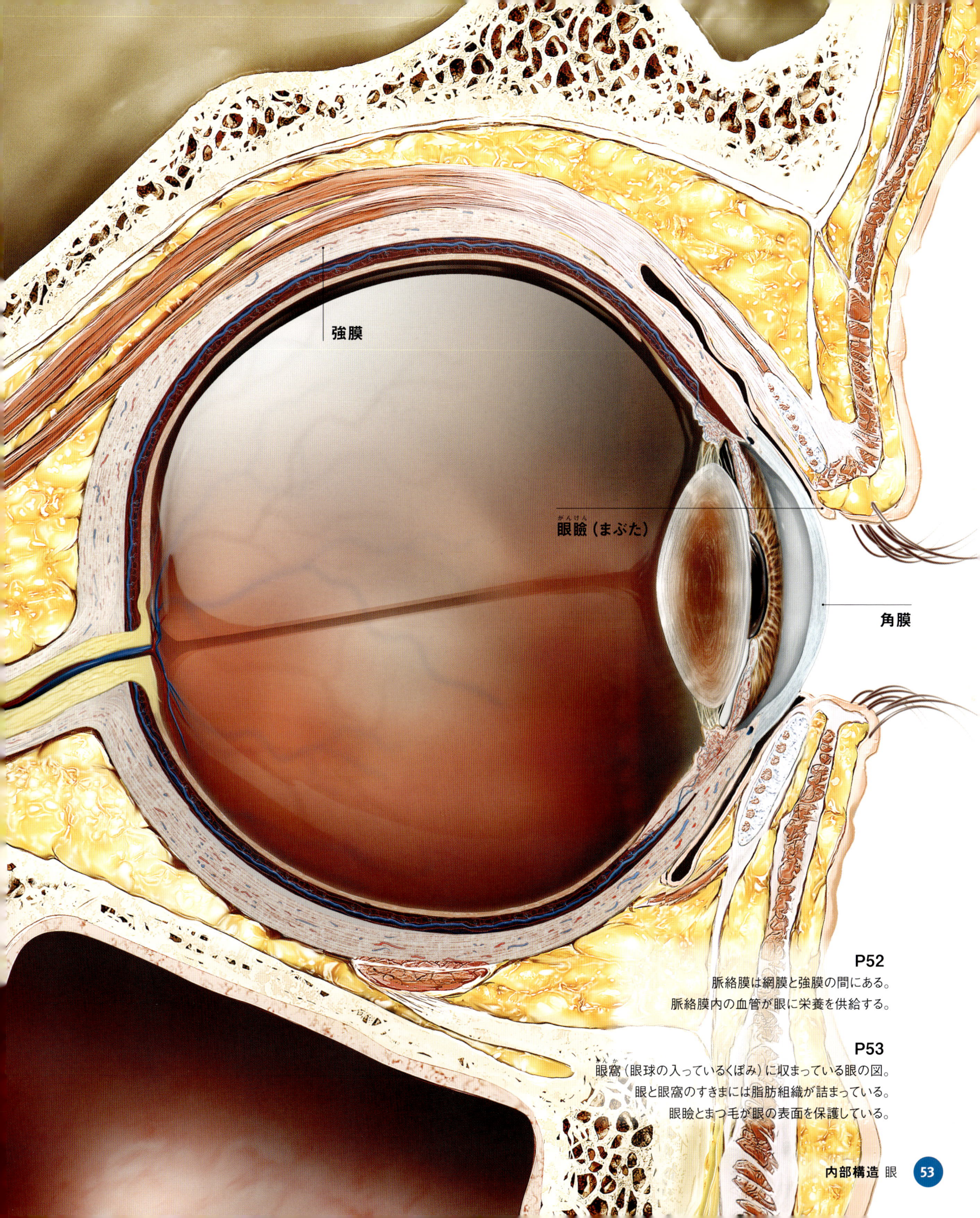

眼瞼(まぶた)

角膜

P52
脈絡膜は網膜と強膜の間にある。
脈絡膜内の血管が眼に栄養を供給する。

P53
眼窩(眼球の入っているくぼみ)に収まっている眼の図。
眼と眼窩のすきまには脂肪組織が詰まっている。
眼瞼とまつ毛が眼の表面を保護している。

内部構造 眼

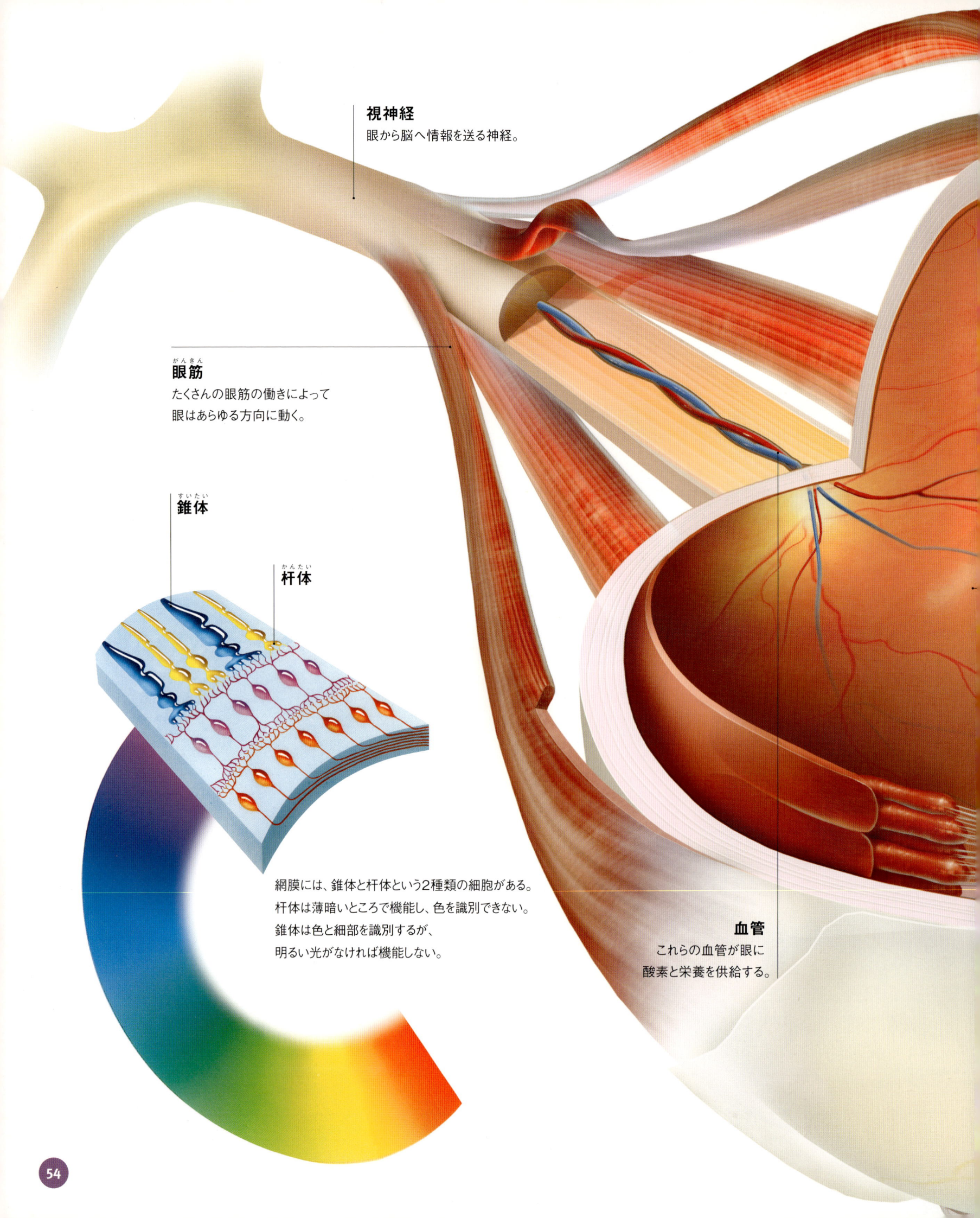

視神経
眼から脳へ情報を送る神経。

眼筋
たくさんの眼筋の働きによって眼はあらゆる方向に動く。

錐体

杆体

網膜には、錐体と杆体という2種類の細胞がある。
杆体は薄暗いところで機能し、色を識別できない。
錐体は色と細部を識別するが、
明るい光がなければ機能しない。

血管
これらの血管が眼に酸素と栄養を供給する。

視覚

眼球はおおよそピンポン玉の大きさで、カメラのように働く。
対象物に反射した光が角膜に入り、水晶体を通過する。
その際に像の上下が逆転し、眼球の裏側にある網膜に到達する。
脳は像を元の正しい方向で認識する。

強膜
白眼の部分は強膜と呼ばれ、
眼球を保護する。

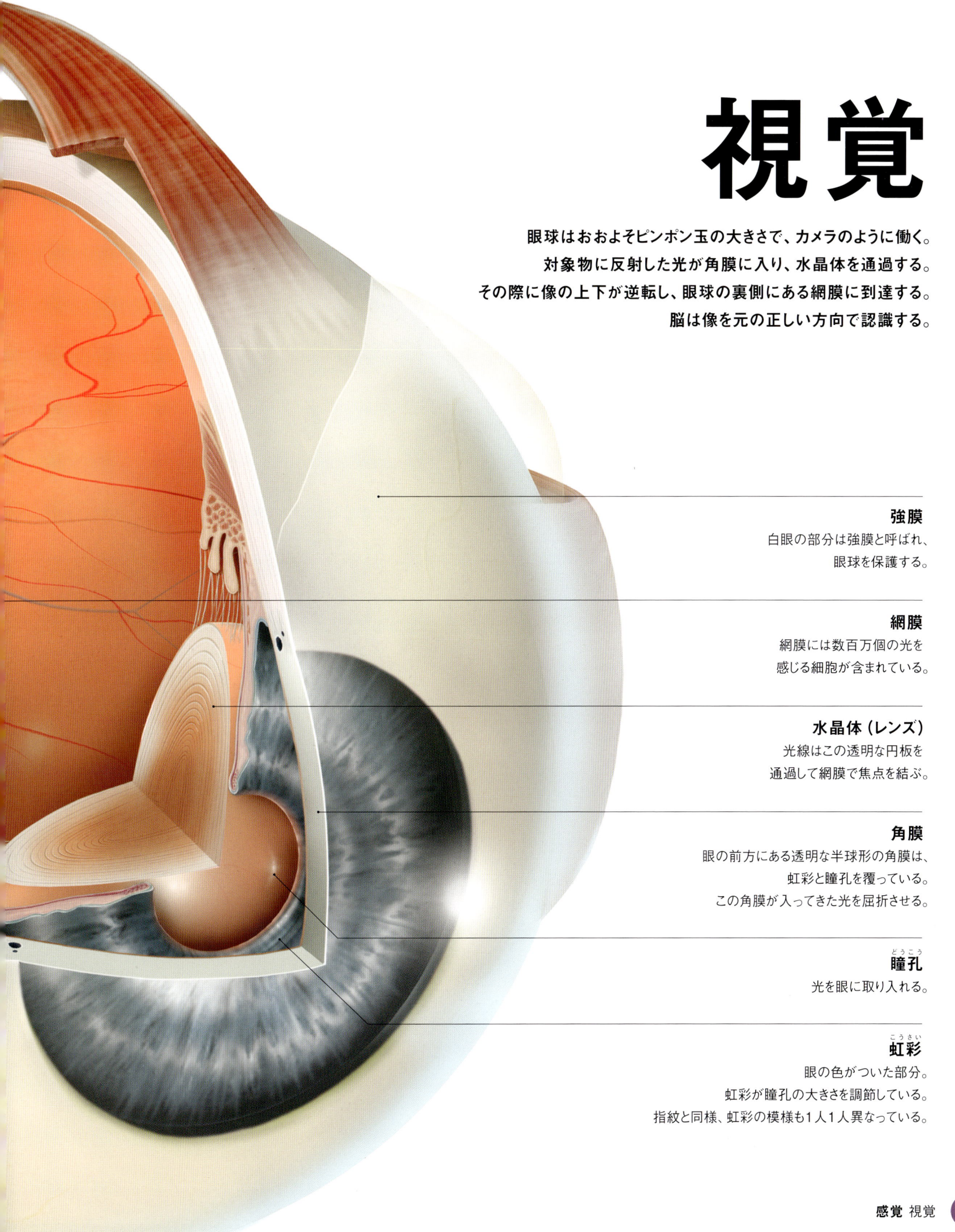

網膜
網膜には数百万個の光を
感じる細胞が含まれている。

水晶体（レンズ）
光線はこの透明な円板を
通過して網膜で焦点を結ぶ。

角膜
眼の前方にある透明な半球形の角膜は、
虹彩と瞳孔を覆っている。
この角膜が入ってきた光を屈折させる。

瞳孔（どうこう）
光を眼に取り入れる。

虹彩（こうさい）
眼の色がついた部分。
虹彩が瞳孔の大きさを調節している。
指紋と同様、虹彩の模様も1人1人異なっている。

感覚 視覚

聴覚

あらゆる音は、眼に見えない音波に乗って伝わってくる。
音波は外耳道を通って鼓膜に当たり、鼓膜が振動する。
このとき生じたさざ波は、3つの小さな骨をつたって
蝸牛の卵円窓から耳の深部に伝わる。
蝸牛にある小さな有毛細胞によって
鼓膜の振動が電気信号に変換され、脳へ送られる。
脳がこの電気信号を認識すると、音として聞こえる。

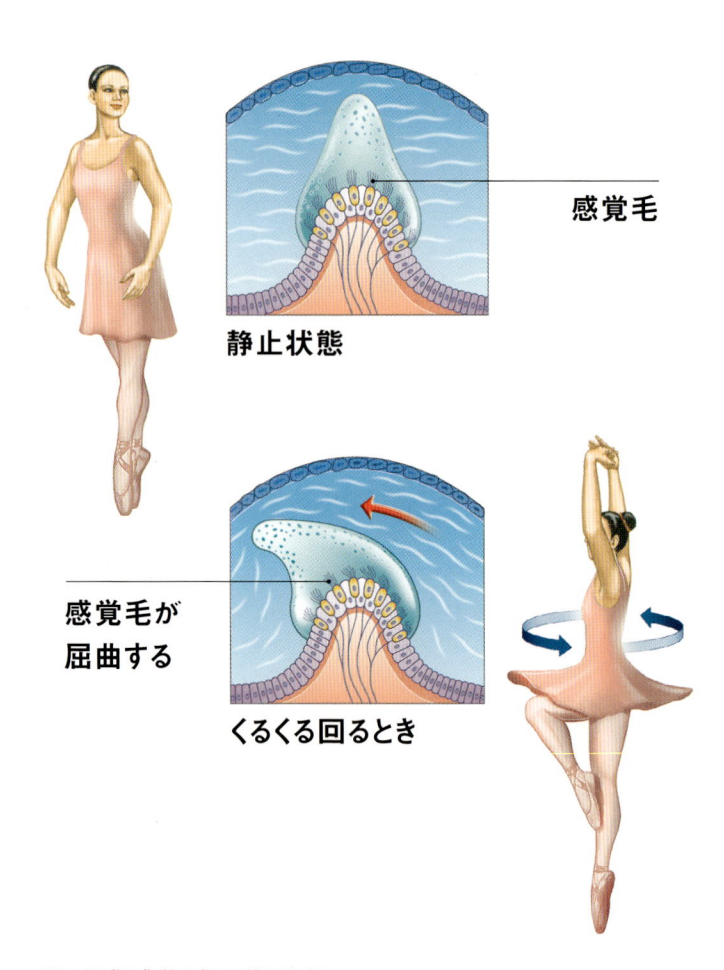

感覚毛

静止状態

感覚毛が
屈曲する

くるくる回るとき

半規管

蝸牛

鼓膜

耳は平衡感覚を保つ役目も担っている。
半規管には身体の動きに応じて移動する液体がある。
平衡受容器と呼ばれる短い毛が動きを感知し、
頭がどういう姿勢になっているかを脳に教える。

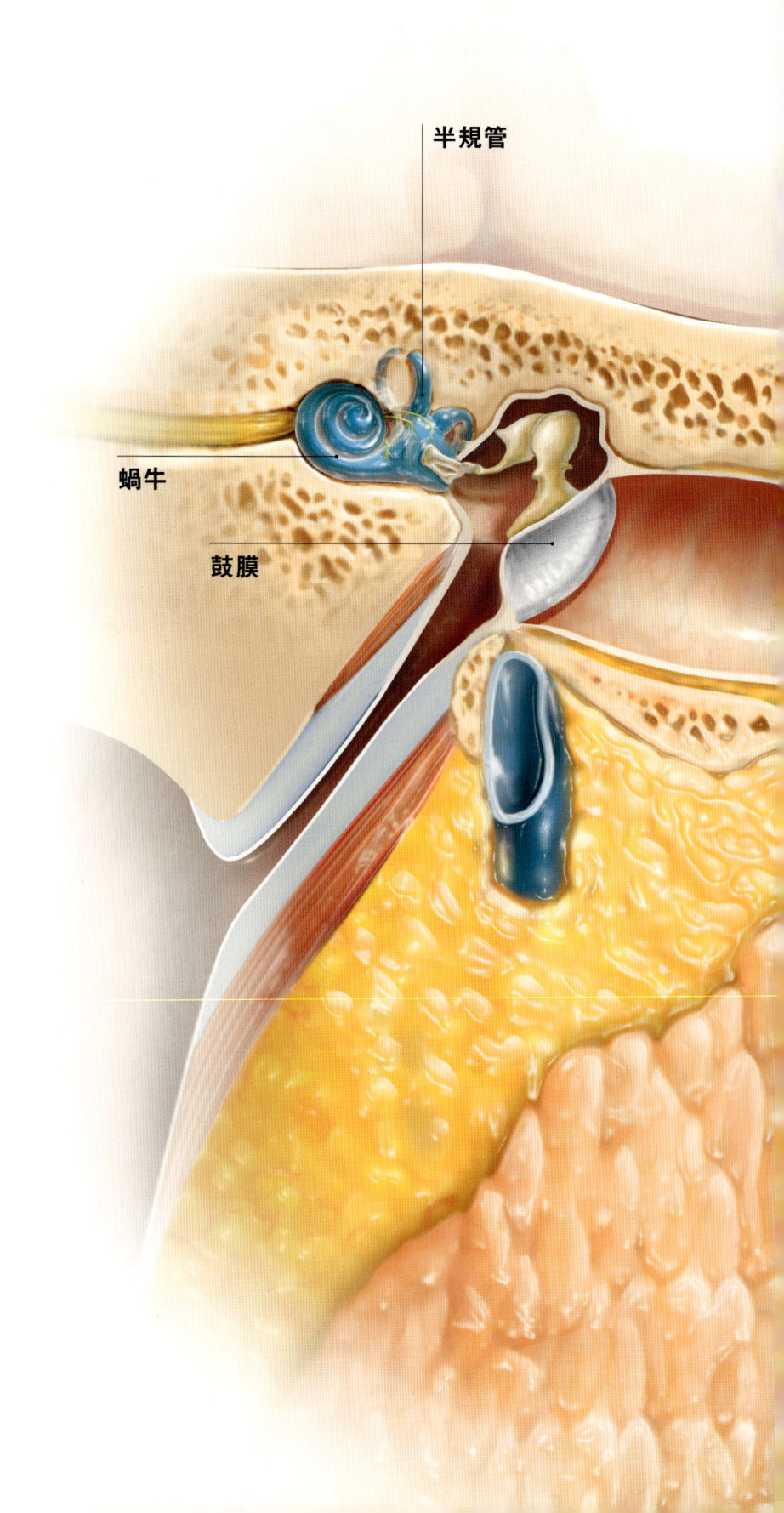

外耳

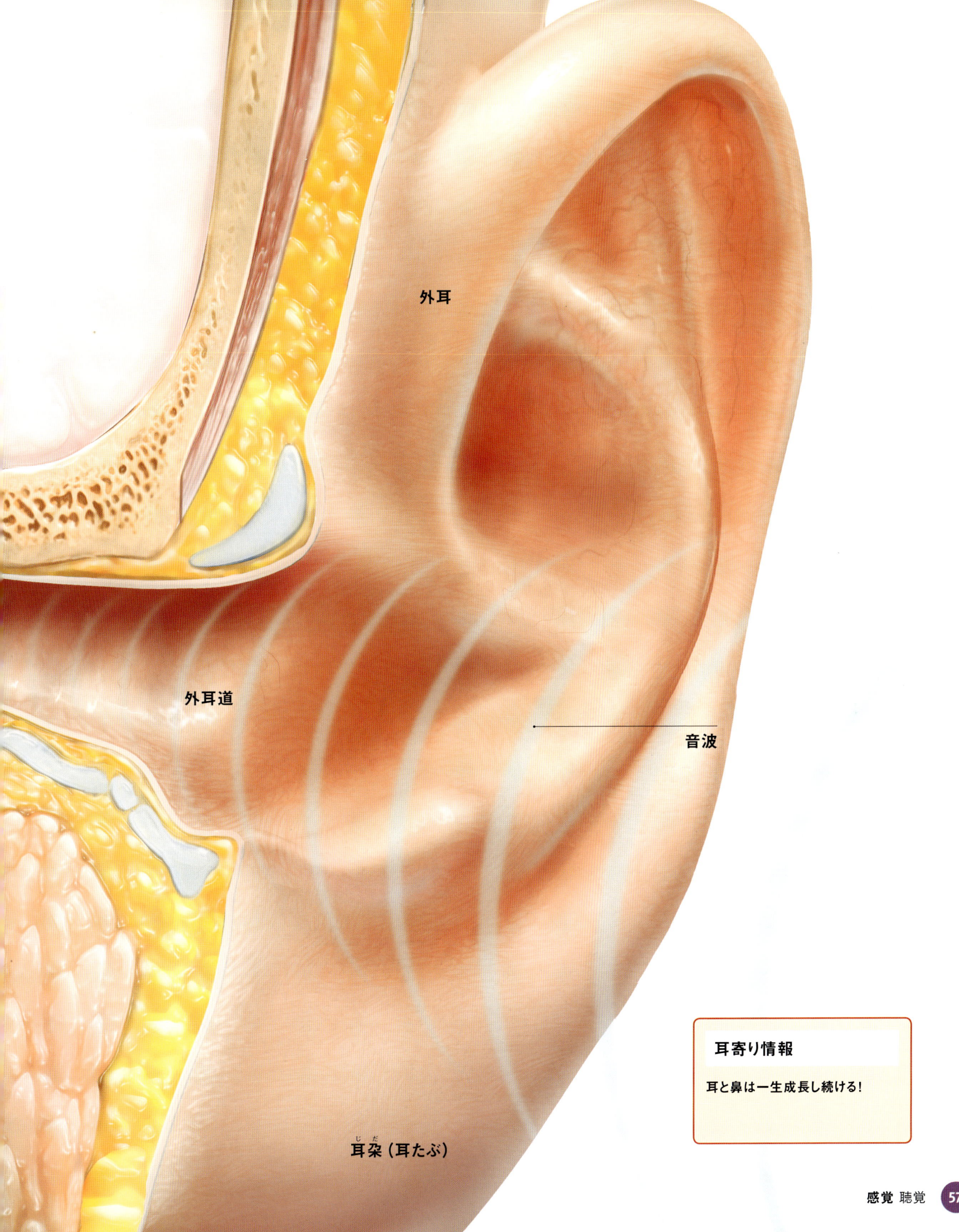

外耳道

音波

耳朶（耳たぶ）

耳寄り情報

耳と鼻は一生成長し続ける！

感覚 聴覚

味覚

舌の表面は約1万個の味蕾(みらい)で覆われており、
その中には味を感知する神経細胞が入っている。
食物が口に入ると、唾液がそれを溶かし、化学物質が放出される。
この化学物質を受容器が感知し、脳へ信号を送る。
味覚の受容器は天然の警報システムとしても働き、
苦味を感知して危険なものかどうかを知らせる。

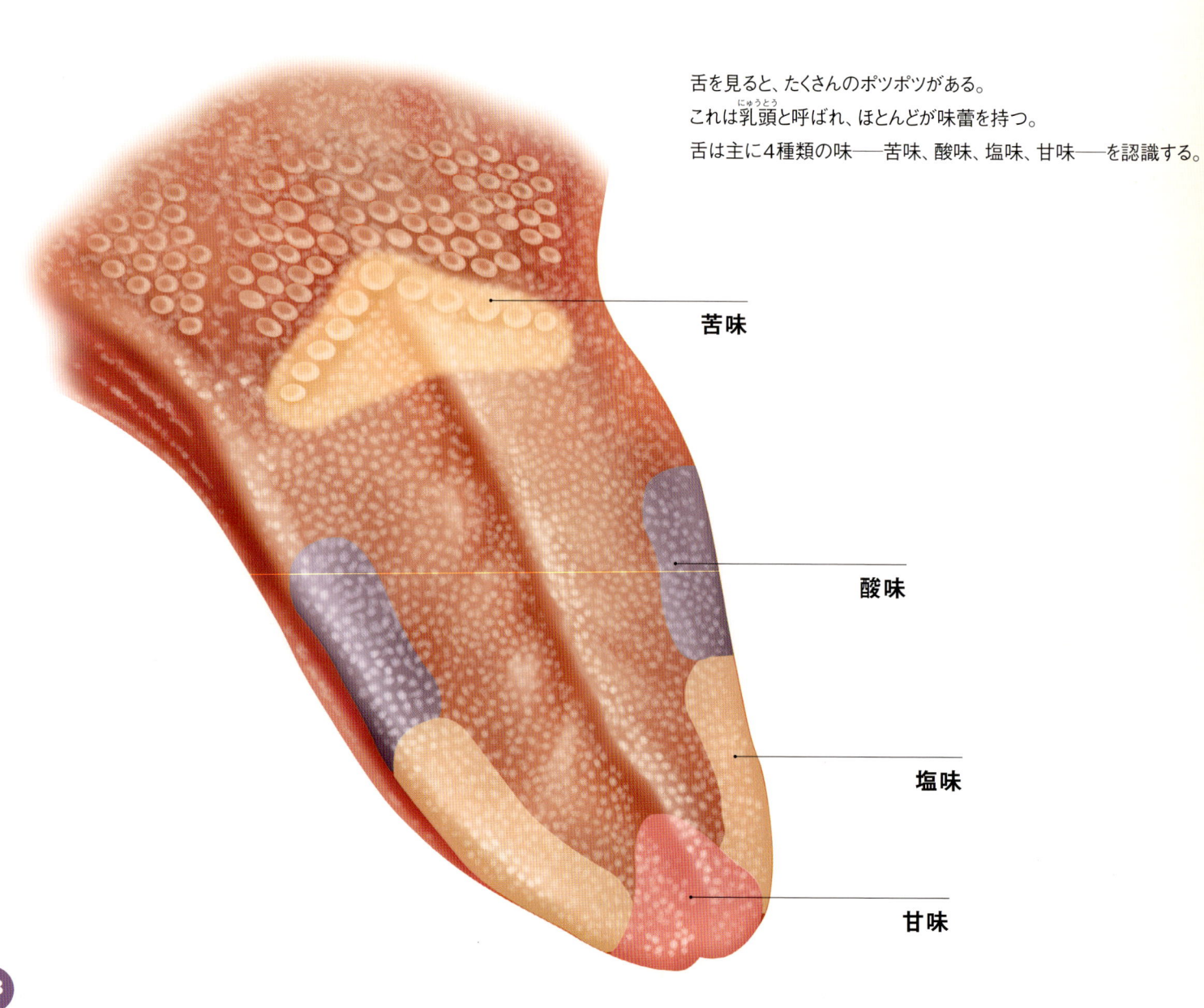

舌を見ると、たくさんのポツポツがある。
これは乳頭(にゅうとう)と呼ばれ、ほとんどが味蕾を持つ。
舌は主に4種類の味──苦味、酸味、塩味、甘味──を認識する。

苦味

酸味

塩味

甘味

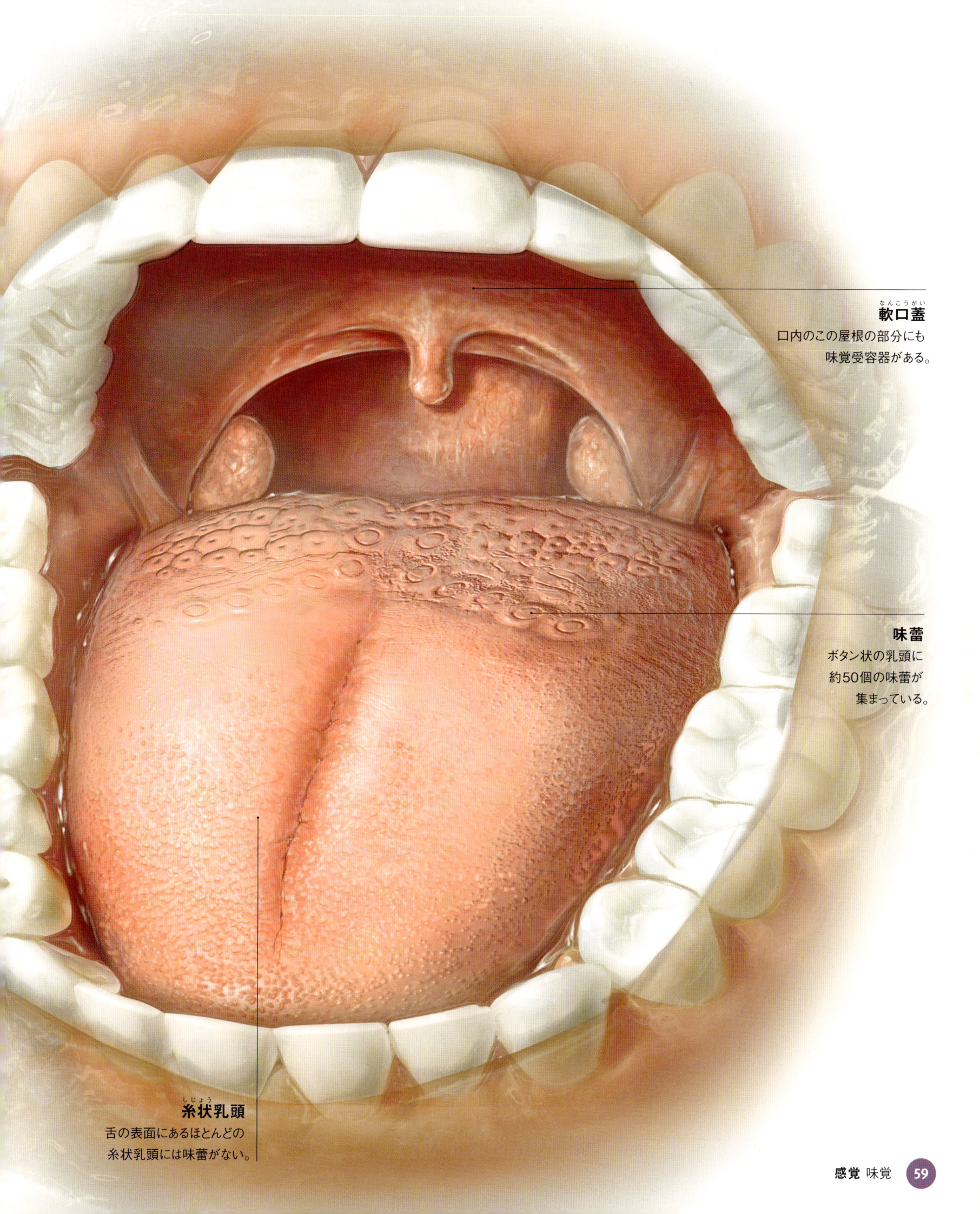

軟口蓋
口内のこの屋根の部分にも
味覚受容器がある。

味蕾
ボタン状の乳頭に
約50個の味蕾が
集まっている。

糸状乳頭
舌の表面にあるほとんどの
糸状乳頭には味蕾がない。

感覚 味覚

脳

嗅覚受容器

におい分子

嗅覚細胞には線毛と呼ばれる
約200万本のにおいを感知する毛がある。
約20種類の線毛がさまざまなにおいを嗅ぎ分ける。

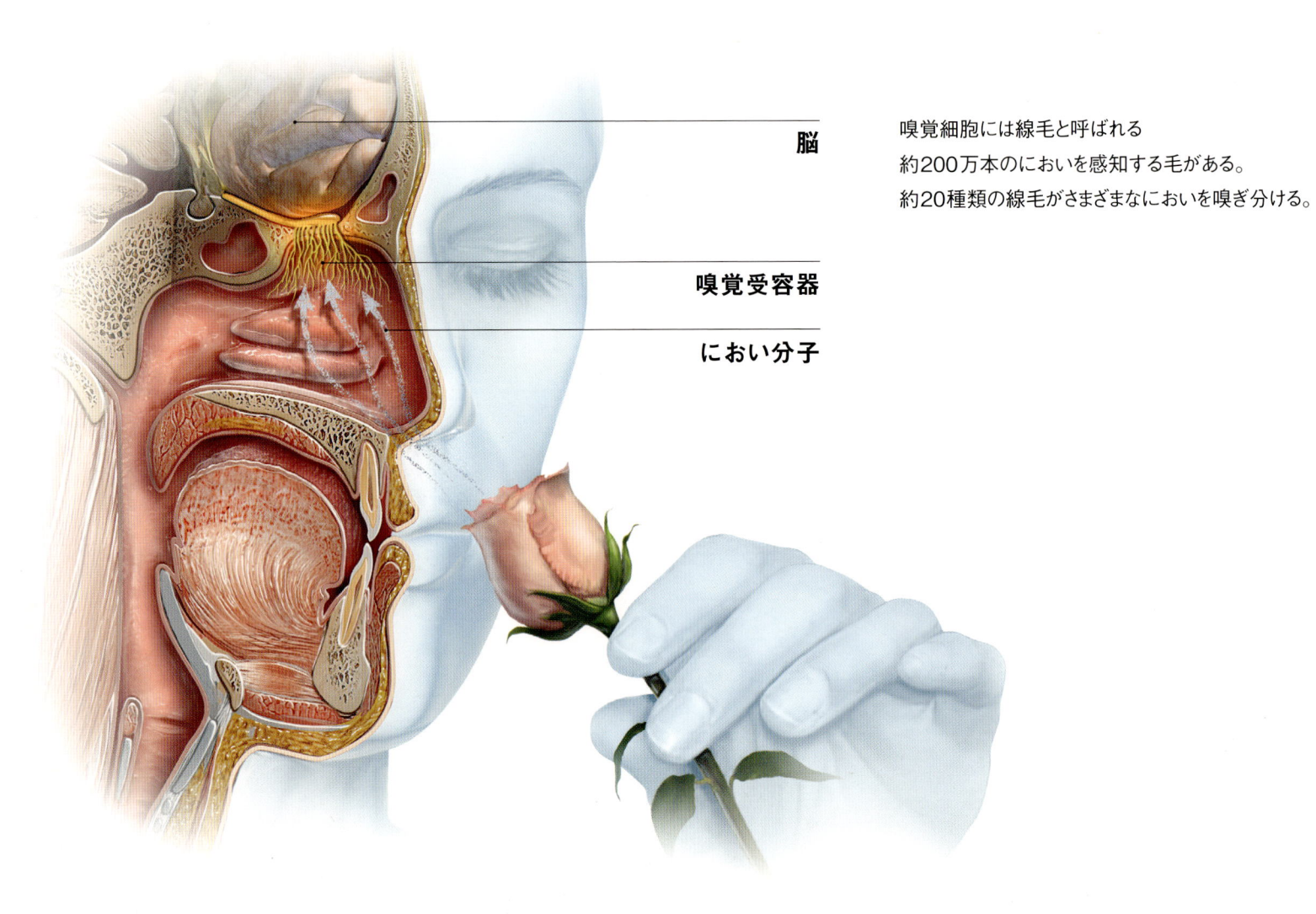

嗅覚

人間は味覚と嗅覚の相互作用によって味わいを感知できる。
そのため急性鼻炎になると嗅覚の働きが悪くなり、食事の味がわからなくなる。
鼻の上部にある嗅覚受容器（におい受容器ともいう）の一群がにおいを感知する。
におい分子が鼻に入ると受容器が脳へ信号を送り、
何を嗅いでいるのか認識できる。

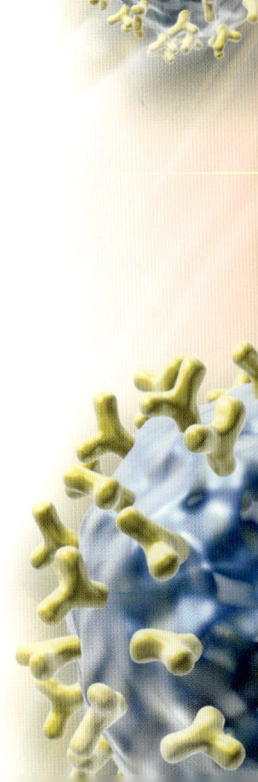

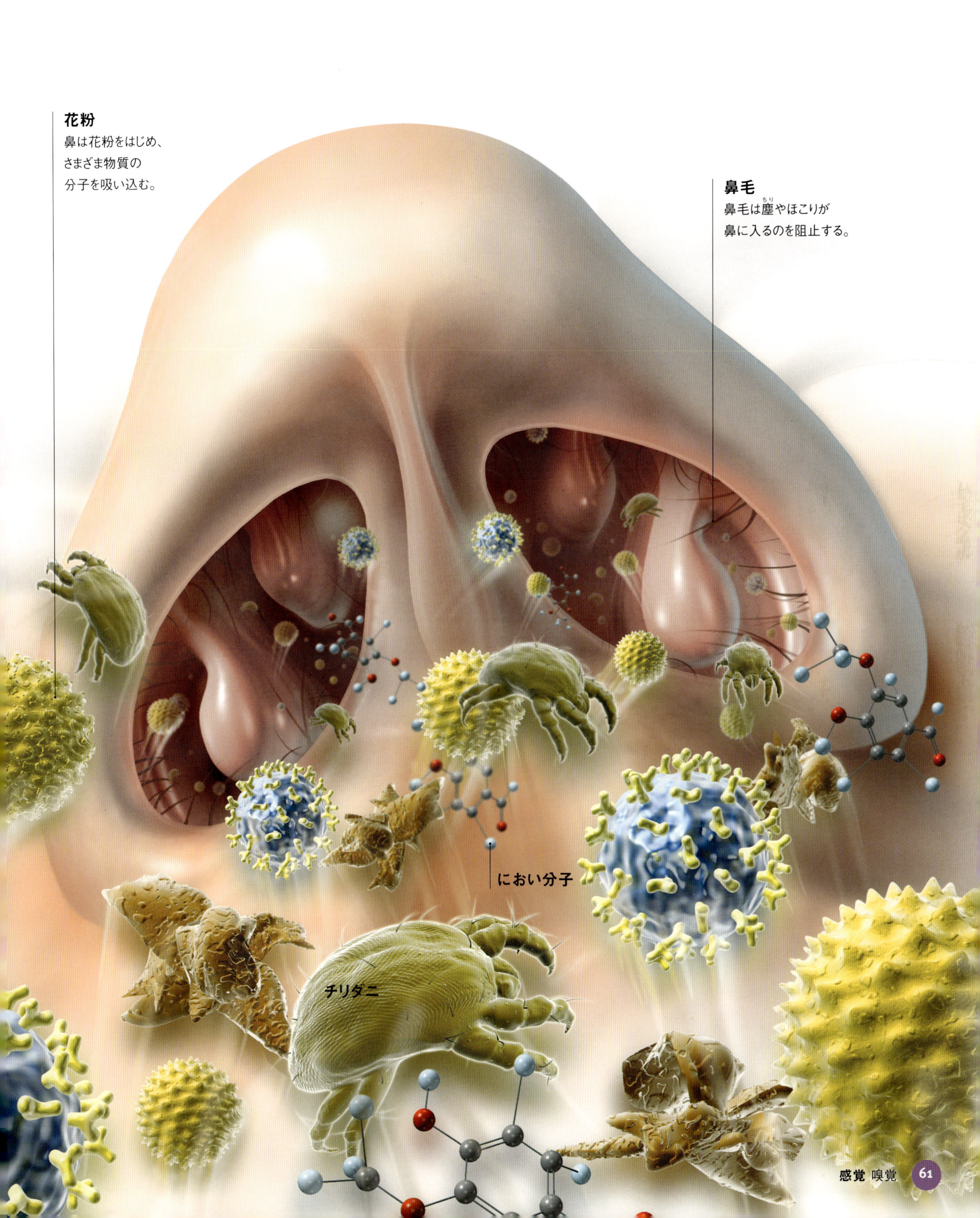

花粉
鼻は花粉をはじめ、さまざま物質の分子を吸い込む。

鼻毛
鼻毛は塵（ちり）やほこりが鼻に入るのを阻止する。

におい分子

チリダニ

感覚 嗅覚

筋肉

人体の大部分は、骨格をサポートして身体を動かす骨格筋で構成されている。この筋肉は人間の意思で動きをコントロールできるため、随意筋と呼ばれている。随意筋は柔軟なケーブルの役目を果たす腱で骨と結合している。人体には形状と大きさの異なる骨格筋が600個以上もある。

人間の動きのほとんどは身体の背部の筋肉によって行われ、頭や首、脊椎や胸の裏側にある筋肉を動かしている。そして、大腿と胸の裏側にある筋肉によって歩いたり、走ったり、ジャンプしたりすることができる。

前頭筋
前頭筋は頭蓋前部を覆っている。顔をしかめたときに、額にしわができる部位。

口輪筋
この円形の筋肉は、口を閉じたり、すぼめたりするときに使われるため、「kissing muscle（キスをするときに使用する筋肉）」と呼ばれる。

大胸筋
人間は胸部のこの大きな筋肉を使って押したり、物を投げたり、登ったりする。

上腕二頭筋
前腕を前方へ引っ張る筋肉。

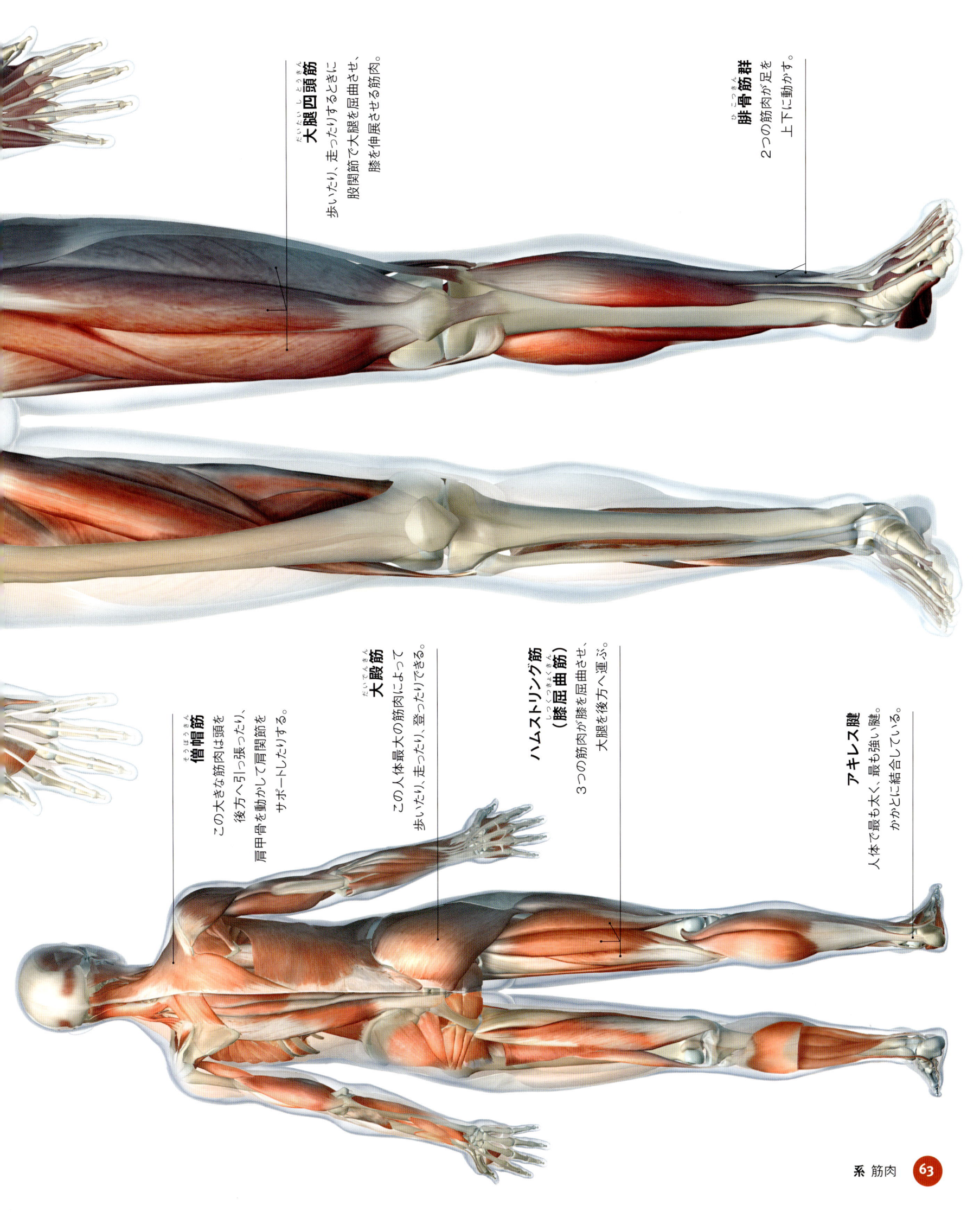

大腿四頭筋
歩いたり、走ったりするときに股関節で大腿を屈曲させ、膝を伸展させる筋肉。

腓骨筋群
2つの筋肉が足を上下に動かす。

僧帽筋
この大きな筋肉は頭を後方へ引っ張ったり、肩甲骨を動かして肩関節をサポートしたりする。

大殿筋
この人体最大の筋肉によって歩いたり、走ったり、登ったりできる。

ハムストリング筋（膝屈曲筋）
3つの筋肉が膝を屈曲させ、大腿を後方へ運ぶ。

アキレス腱
人体で最も太く、最も強い腱。かかとに結合している。

系 筋肉

消化

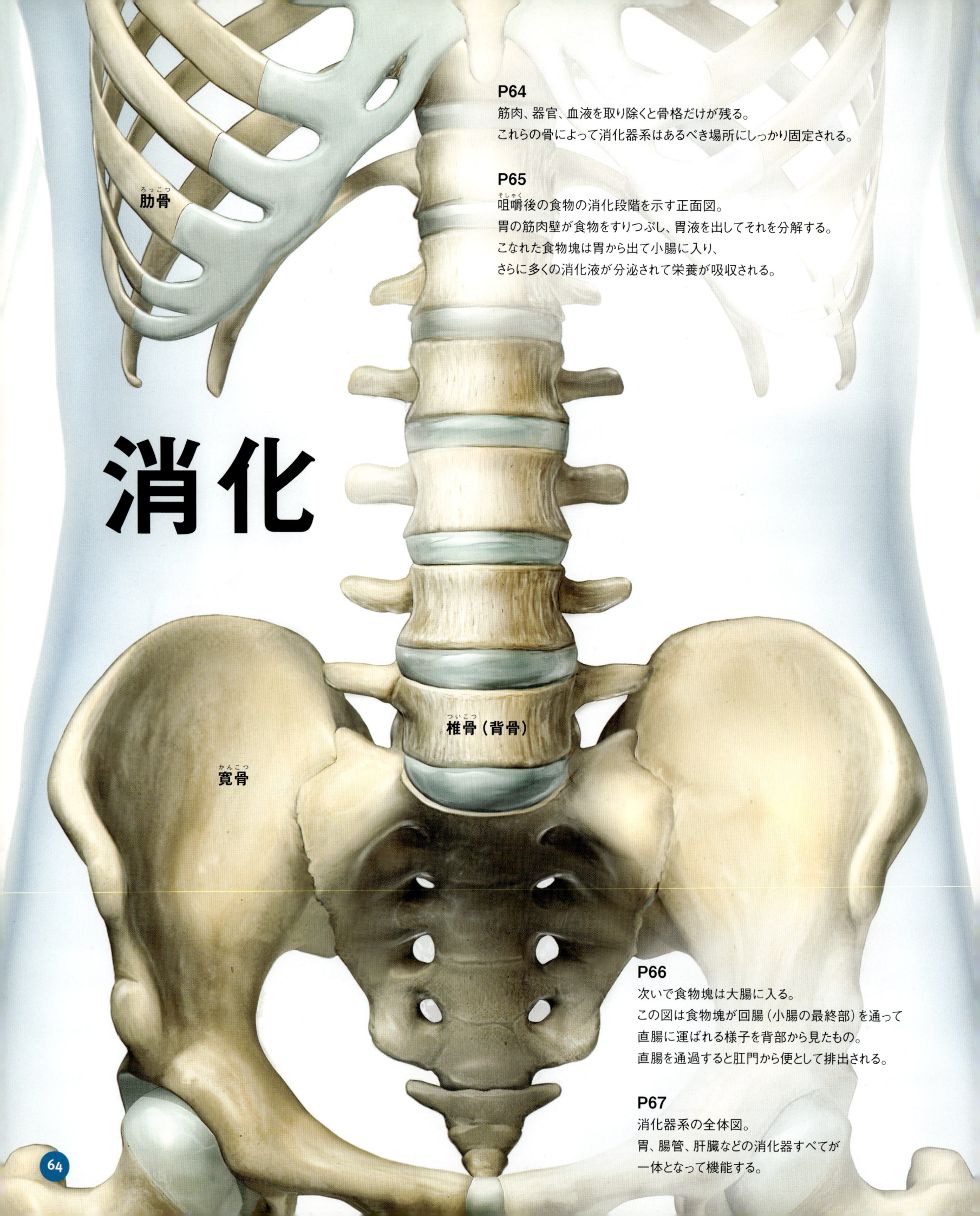

ろっこつ
肋骨

かんこつ
寛骨

ついこつ
椎骨（背骨）

P64
筋肉、器官、血液を取り除くと骨格だけが残る。
これらの骨によって消化器系はあるべき場所にしっかり固定される。

P65
そしゃく後の食物の消化段階を示す正面図。
胃の筋肉壁が食物をすりつぶし、胃液を出してそれを分解する。
こなれた食物塊は胃から出て小腸に入り、
さらに多くの消化液が分泌されて栄養が吸収される。

P66
次いで食物塊は大腸に入る。
この図は食物塊が回腸（小腸の最終部）を通って
直腸に運ばれる様子を背部から見たもの。
直腸を通過すると肛門から便として排出される。

P67
消化器系の全体図。
胃、腸管、肝臓などの消化器すべてが
一体となって機能する。

肝臓

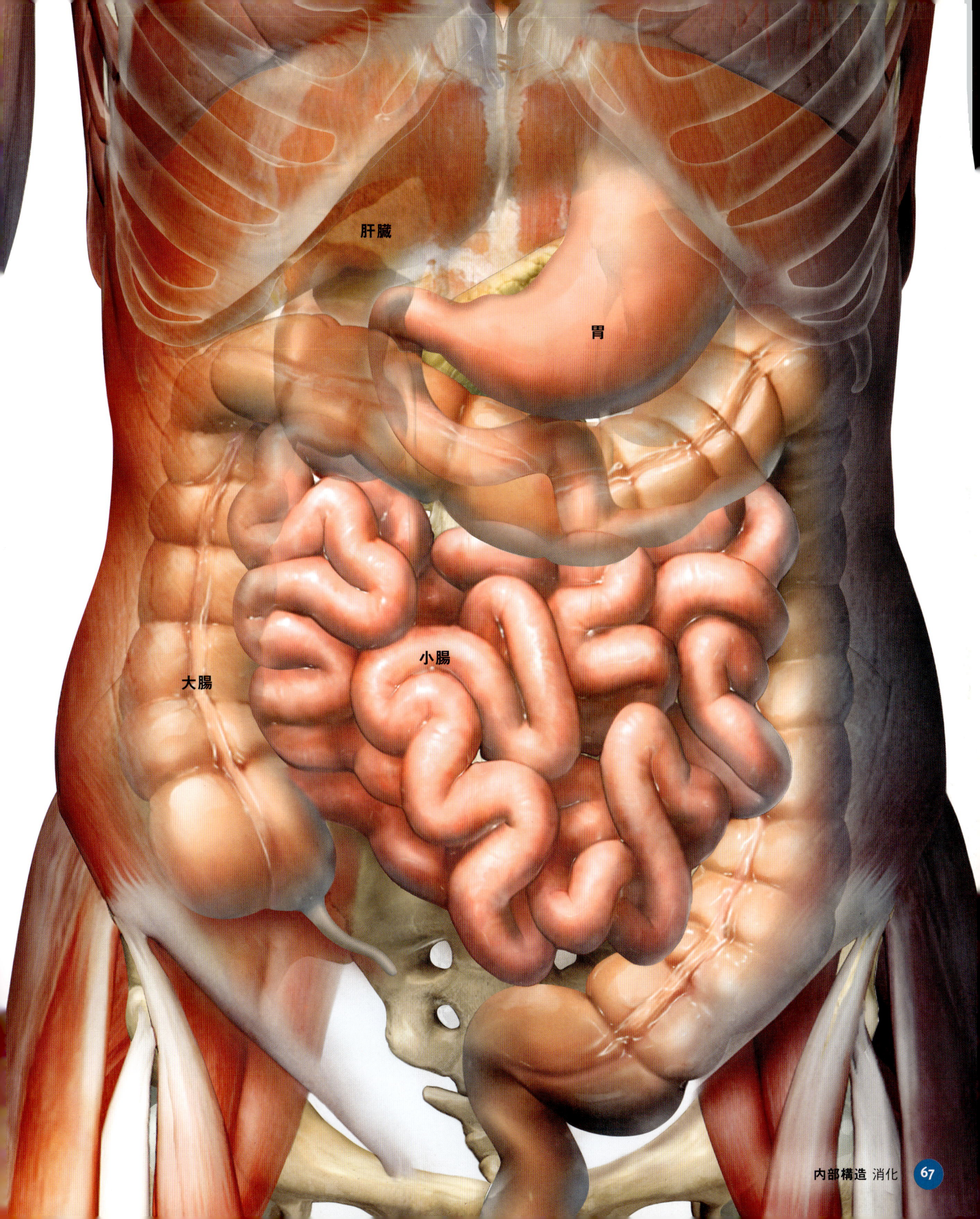

胃

大腸

小腸

内部構造 消化

骨格

人間の骨格は200個以上の骨からできており、大きく2つに分けられる。1つは頭蓋骨、脊柱、肋骨、胸骨からなり、身体をしっかり支える部分。もう1つは身体を動かす役割を担う腕、脚、胸まわり、腰まわりの骨である。骨格がなければ、身体は体形を維持できない。

耳寄り話

人間とキリンの首の骨の数は同じである。キリンの頸椎骨のほうがずっと長いというだけだ。

前頭骨
頭蓋骨の前部と眼窩の上部を形成する。

耳の骨
中耳には人体で最小の骨（鐙骨）がある。

胸骨
肋骨と肩を結合する。

肋骨
心臓と肺を保護する。

脊柱
33個の椎骨（背骨）からなる。

寛骨
坐骨（無名骨）とも呼ばれる。骨盤の大部分を形成する。

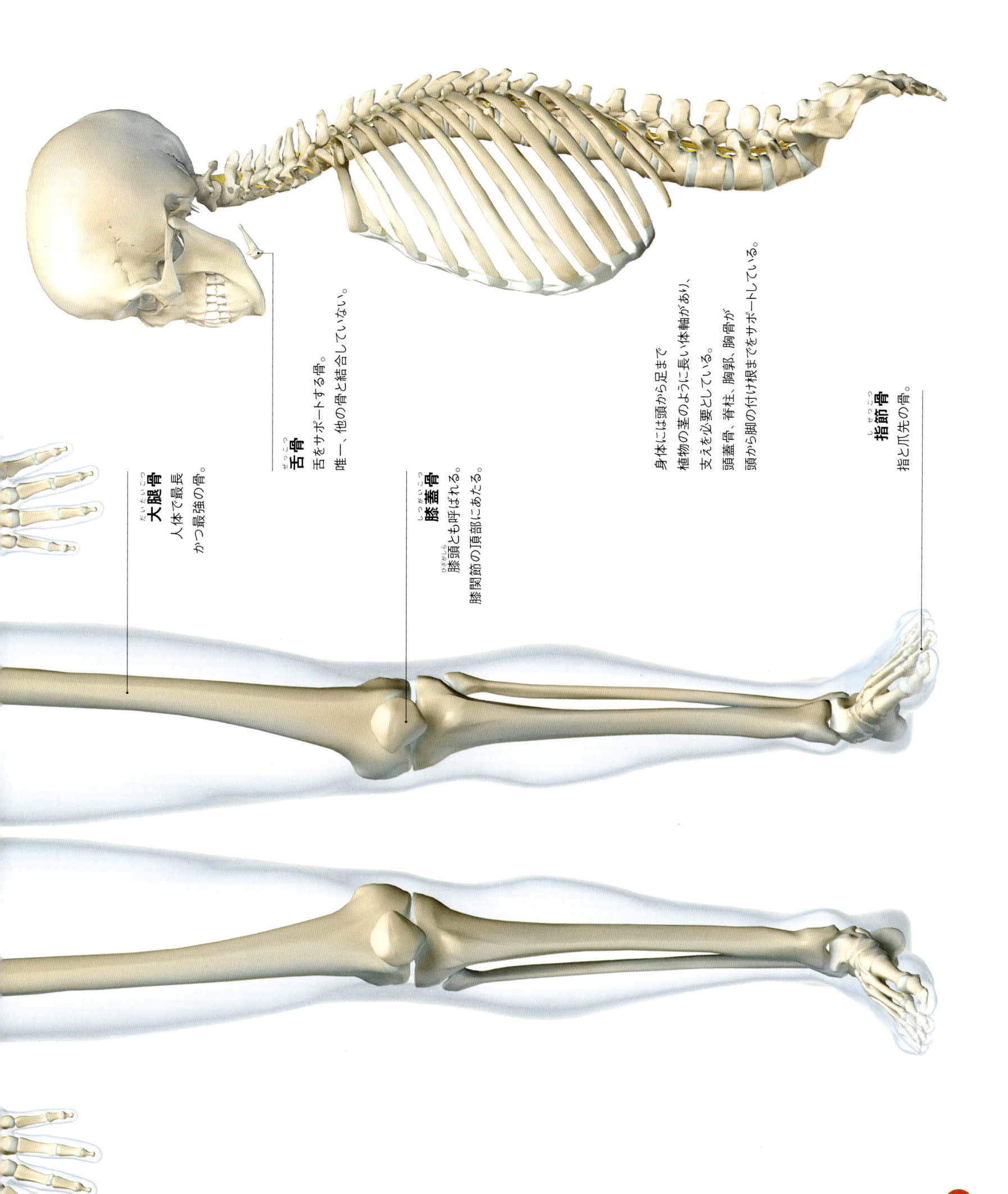

大腿骨
だいたいこつ
人体で最長
かつ最強の骨。

舌骨
ぜっこつ
舌をサポートする骨。
唯一、他の骨と結合していない。

膝蓋骨
しつがいこつ
膝頭とも呼ばれる。
膝関節の頂部にあたる。

身体には頭から足まで
植物の茎のように長い体軸があり、
支えを必要としている。
頭蓋骨、脊柱、胸郭、胸骨が
頭から脚の付け根までをサポートしている。

指節骨
しせつこつ
指と爪先の骨。

系 骨格

前頭洞
眼の上の額内部の空洞。

篩骨洞
鼻と眼の間の空洞。

蝶形骨洞
鼻と眼の裏側の空洞。

上顎洞
頬骨に近い
顎の上部の空洞。

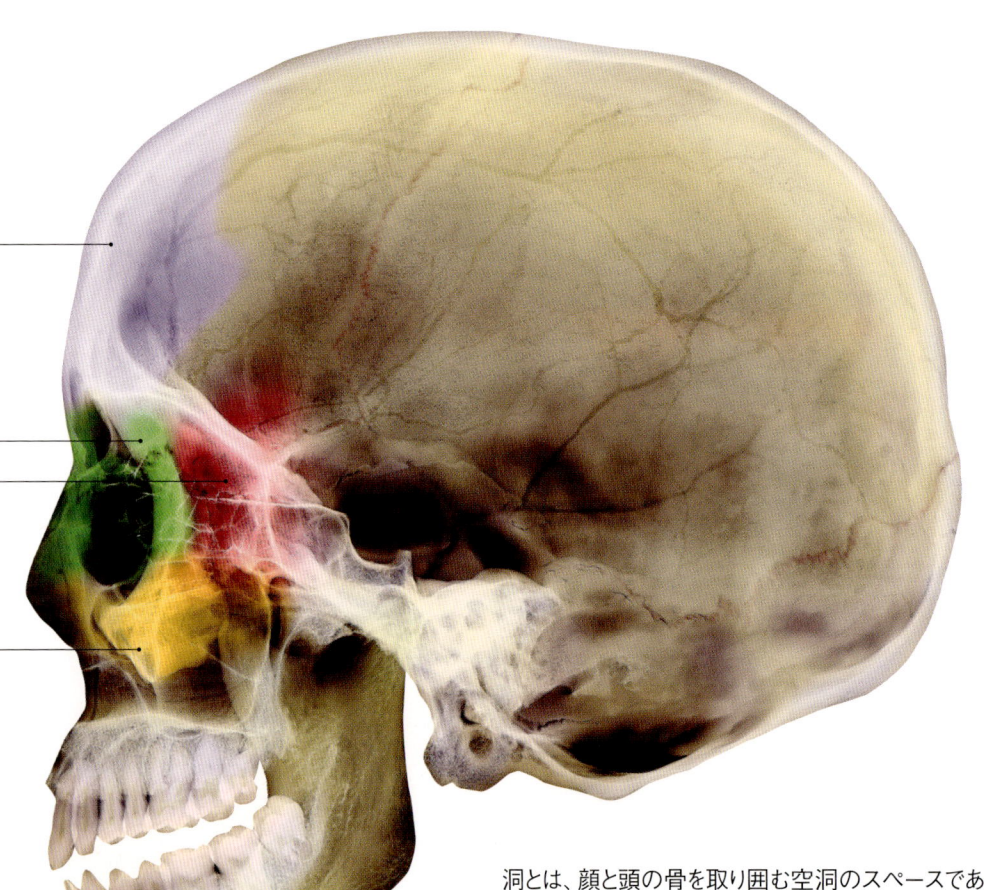

洞とは、顔と頭の骨を取り囲む空洞のスペースである。
洞は4対になっていて、いずれも鼻と通じている。
このスペースによって頭蓋骨が重くなりすぎないようになっている。

前頭骨
硬くて分厚いこの額の骨が
脳を保護する。

鼻骨
2本の骨が対になって
鼻梁上部を形成する。

頭蓋骨

頭蓋骨は脳を保護し、顔と首の筋肉をつないでいる。
29個の骨からなり、そのうち14個は顔面にあって
眼をあるべき場所に固定し、顔の形を保っている。
そのほかの骨は、額と後頭部の骨からなる頭蓋を形成する。
顔が左右対称なのは、顔のほとんどの骨が対になっているからだ。

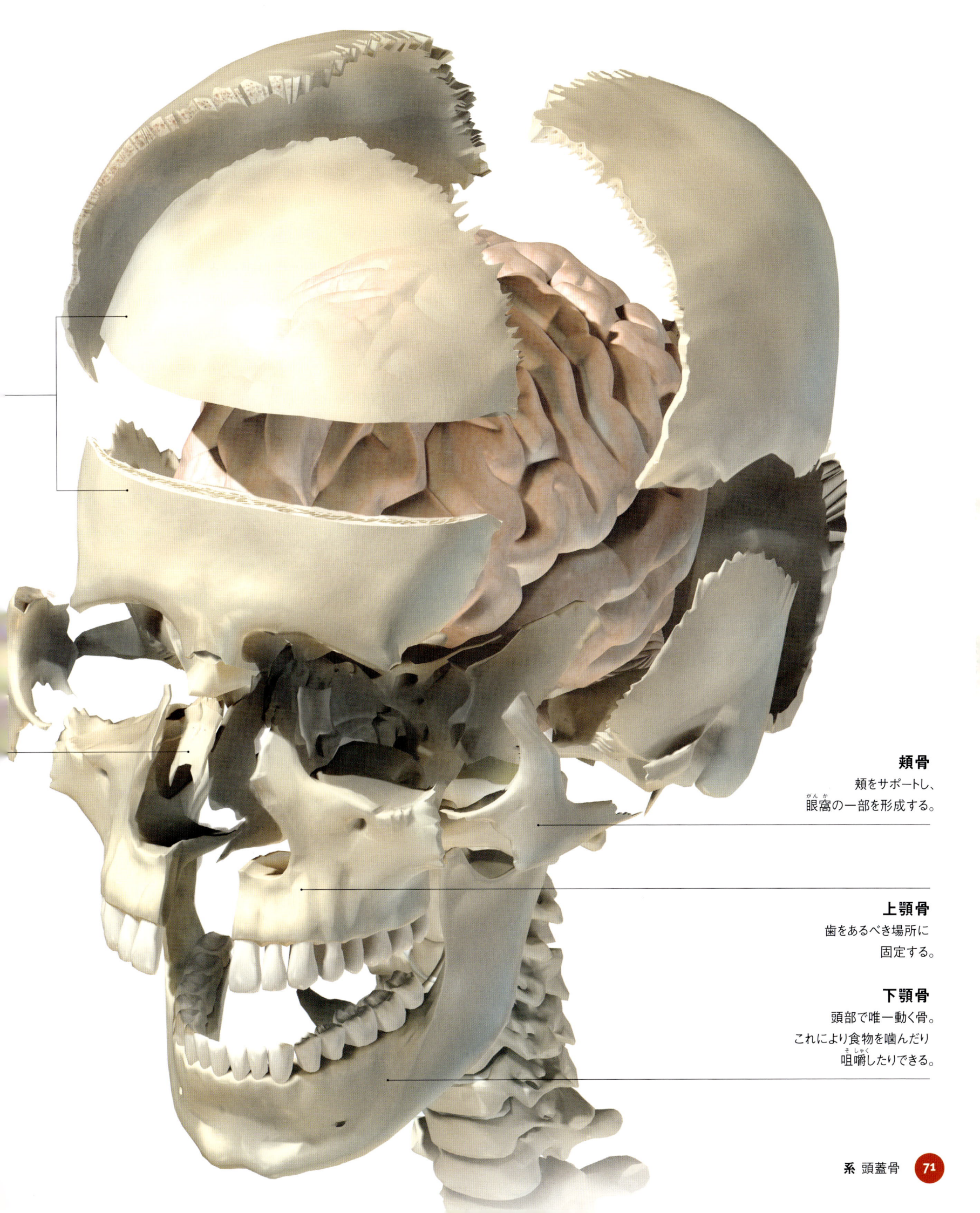

頬骨
頬をサポートし、
眼窩(がんか)の一部を形成する。

上顎骨
歯をあるべき場所に
固定する。

下顎骨
頭部で唯一動く骨。
これにより食物を噛んだり
咀嚼(そしゃく)したりできる。

系 頭蓋骨

骨

骨は身体を支え、身体の柔らかい部分を保護する。
そのため、頑丈でなければならない。
骨のなめらかな外層は重く密な骨組織でできており、
内層は軽い海綿状の骨組織でできている。
海綿状組織の内部には空洞があり、骨髄で満たされている。
新しい血液細胞（血球）を作る赤色骨髄を含む骨もある。

神経
骨の他の部分へ
信号を送る。

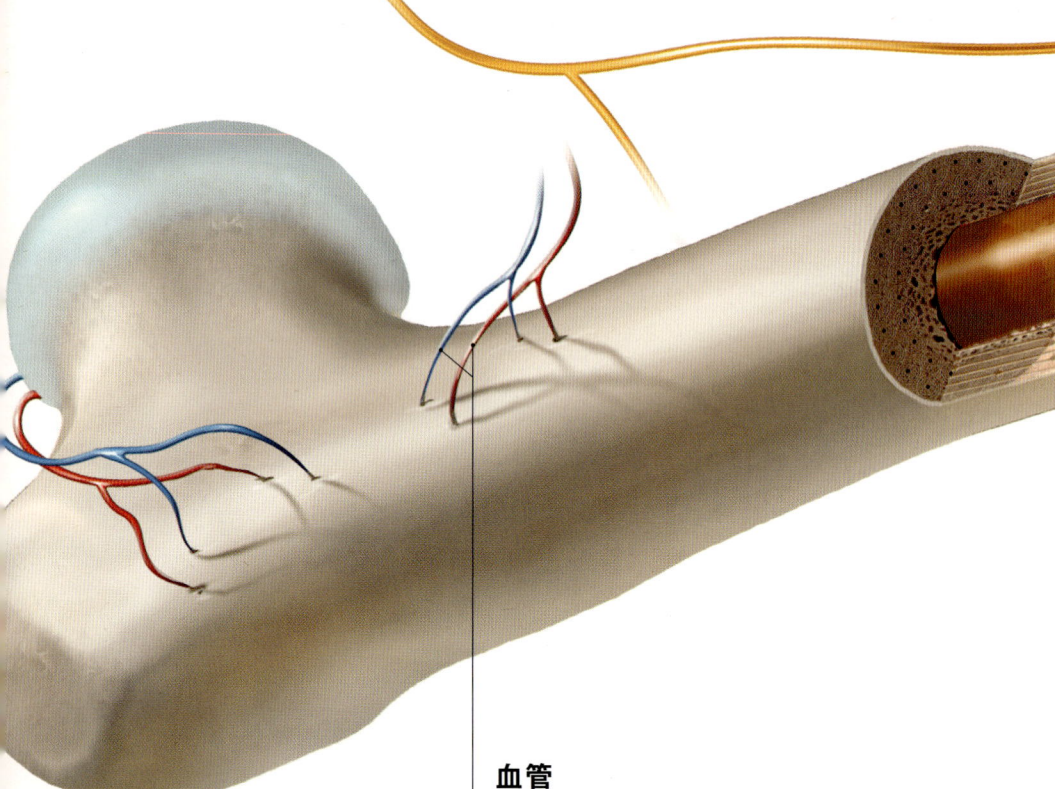

骨髄
骨の中の黄色髄には
脂肪が蓄えられている。

血管
骨に酸素と栄養を運び、
不要な老廃物を取り除く。

耳寄り話

骨は生きている！骨の丈夫な外層は、強い線維や無機質、血液と神経を備えた生きた細胞からできている。骨折すると、治癒するのに約3カ月かかる。

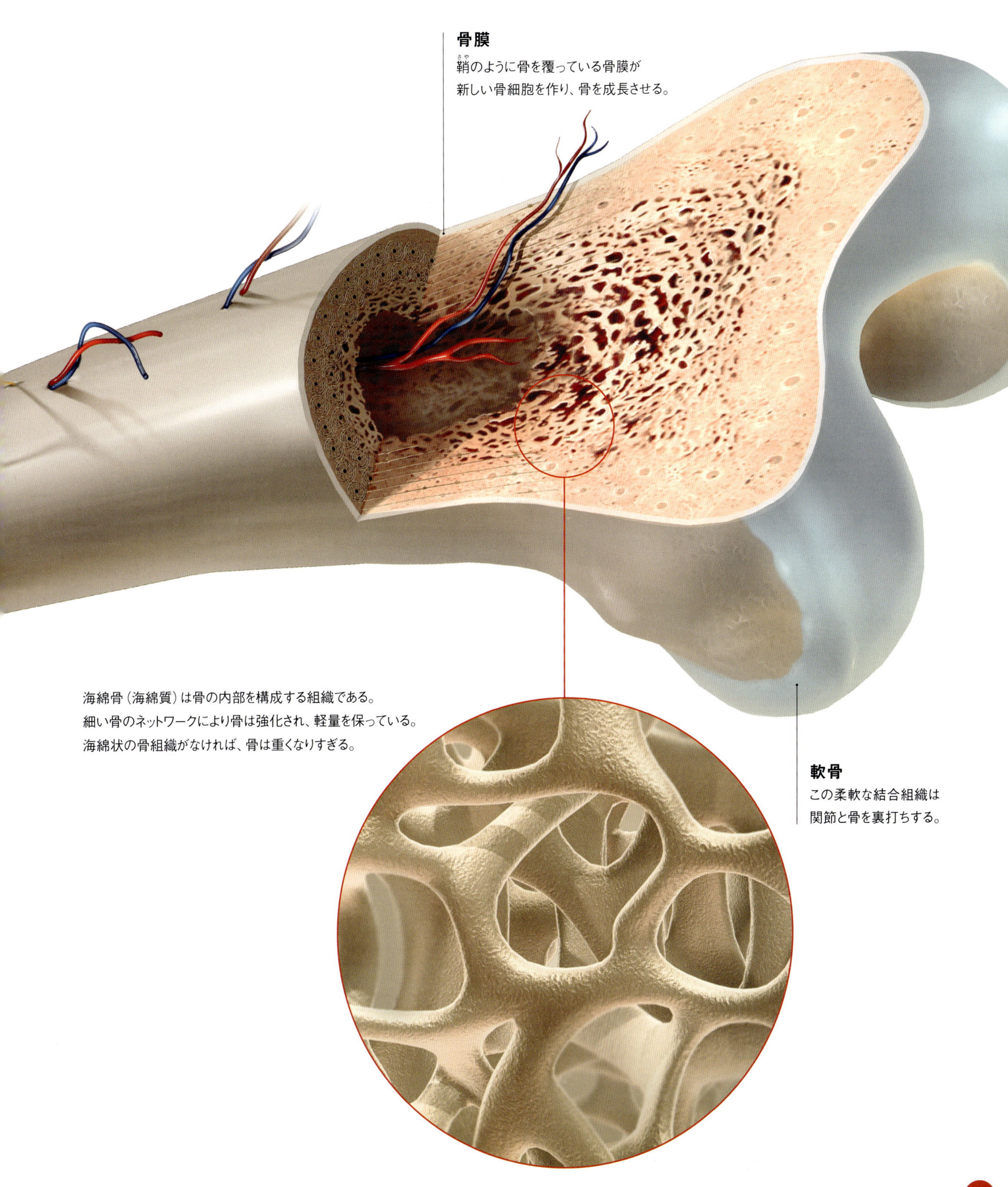

骨膜
鞘のように骨を覆っている骨膜が
新しい骨細胞を作り、骨を成長させる。

海綿骨（海綿質）は骨の内部を構成する組織である。
細い骨のネットワークにより骨は強化され、軽量を保っている。
海綿状の骨組織がなければ、骨は重くなりすぎる。

軟骨
この柔軟な結合組織は
関節と骨を裏打ちする。

系 骨

循環系

心臓は動脈、毛細血管、静脈と呼ばれる血管を利用して血液を全身へ送り出す。血管は道路のようなものだ。必要ならどこへでも血液を運んでいく。血液は数兆個の細胞に正しく運ばれ、体内を循環している間にさまざまな物質を取り込んだり、廃棄したりする。例えば、血液は肺にとどまって新鮮な酸素を取り込み、二酸化炭素を排出する。

大動脈
主要動脈。

心臓
ポンプとして止まることなく働く筋肉。

耳寄り話

人体を流れる血液の量は4.5ℓを超える。血液細胞が心臓を出てから戻ってくるまでの時間は、わずか20秒ほどである。

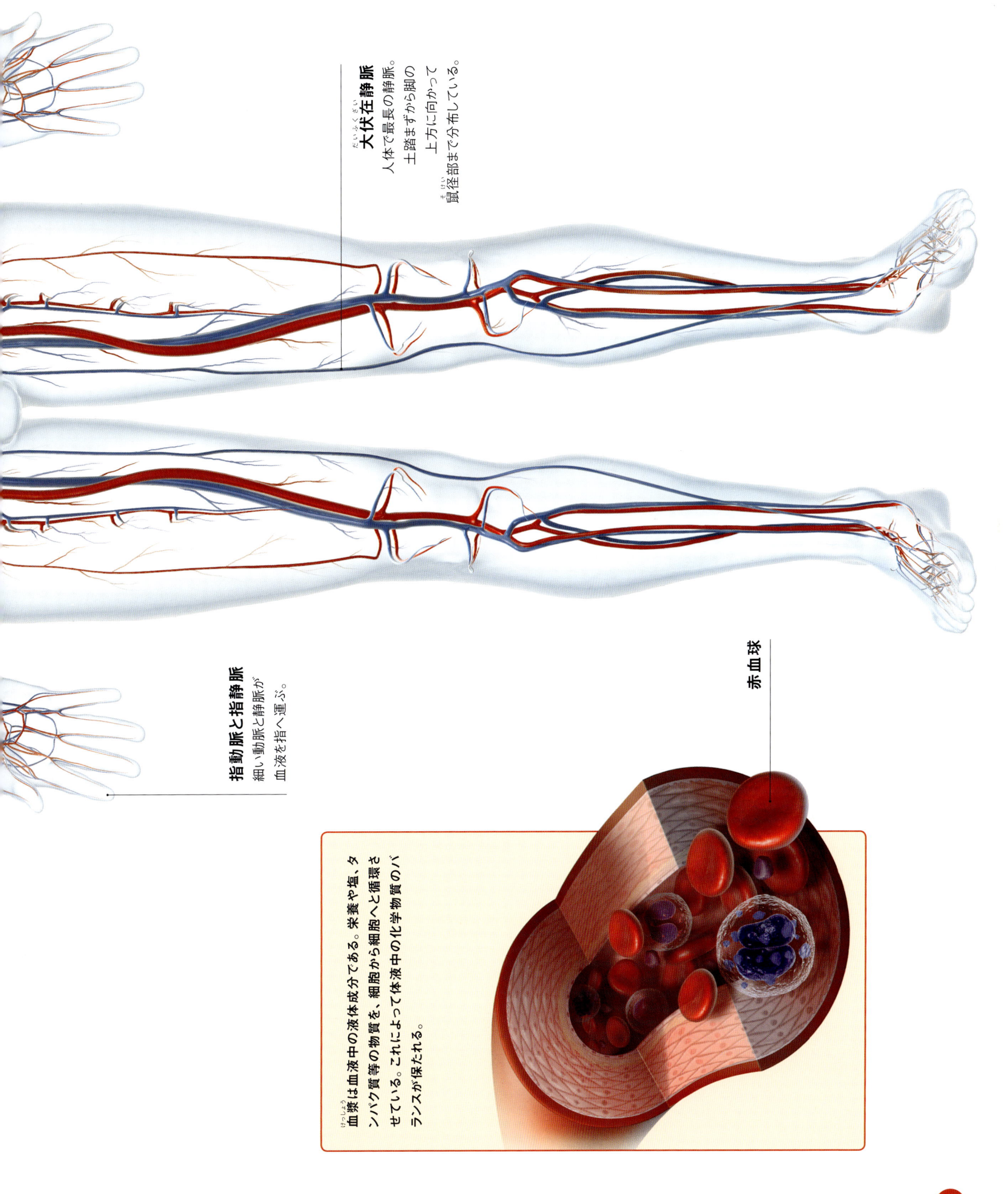

大伏在静脈
人体で最長の静脈。土踏まずから脚の上方に向かって鼠径部まで分布している。

指動脈と指静脈
細い動脈と静脈が血液を指へ運ぶ。

赤血球

血漿は血液中の液体成分である。栄養や塩、タンパク質等の物質を、細胞から細胞へと循環させている。これによって体液中の化学物質のバランスが保たれる。

系 循環系

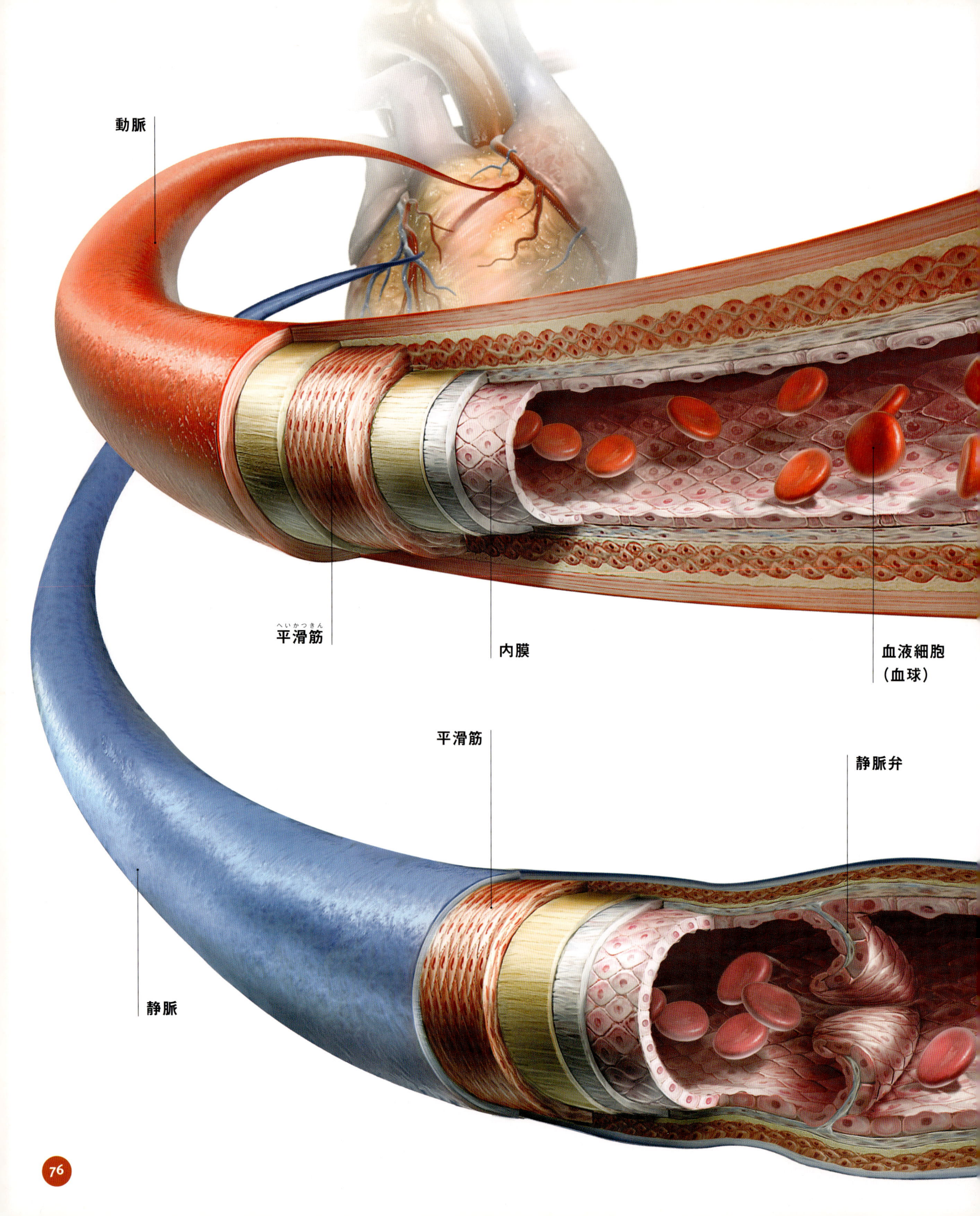

動脈

平滑筋

内膜

血液細胞
（血球）

平滑筋

静脈弁

静脈

76

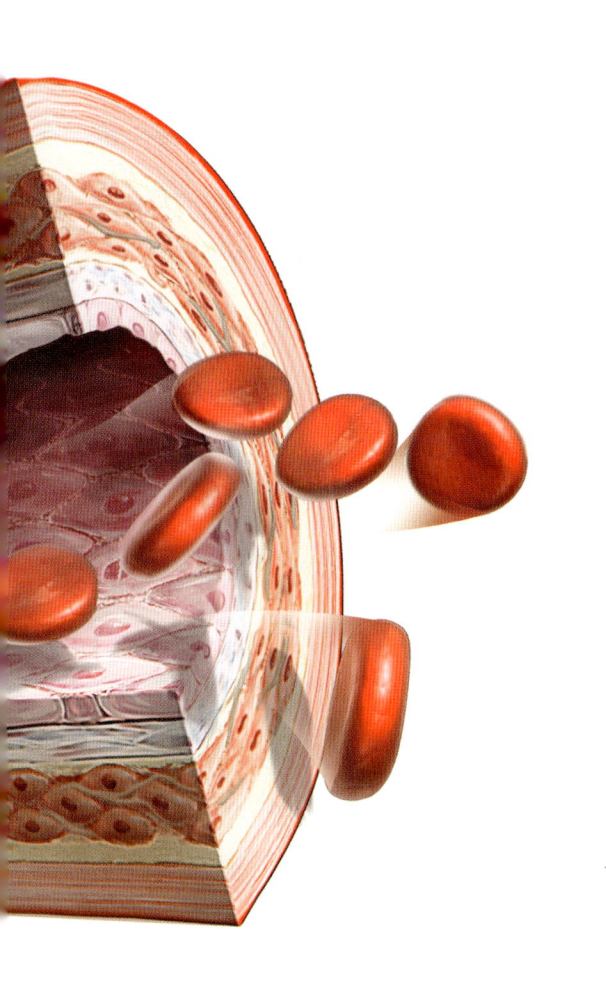

小さな血管が損傷すると、血小板と粘着性の線維が
赤血球を捕らえ、血栓を形成する。

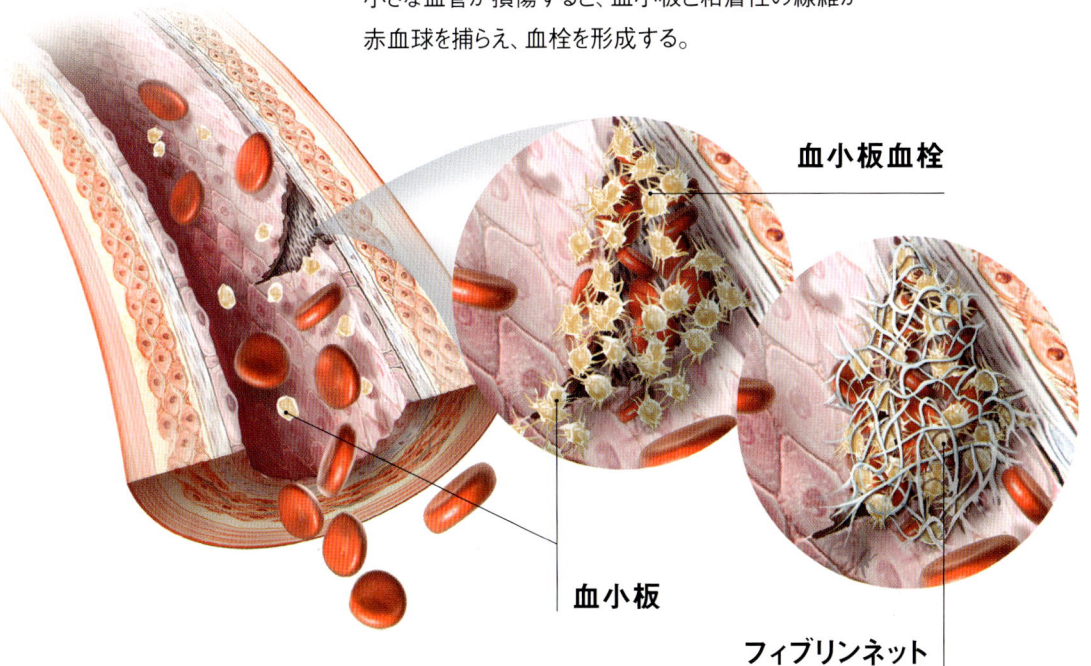

血小板血栓

血小板

フィブリンネット

血管

血管には動脈と静脈の2種類がある。動脈は丈夫で厚く、
伸縮性のある壁を持ち、血液を心臓から送り出す。
静脈は血液を心臓へ戻す働きをする。
静脈には弁があり、これが血流をコントロールし、
血液が心臓へ戻ってくるときに逆流するのを防ぐ。
そのほかに細動脈、毛細血管、細静脈がある。
これらの血管すべてが全身への血液運搬を担い、循環を維持している。

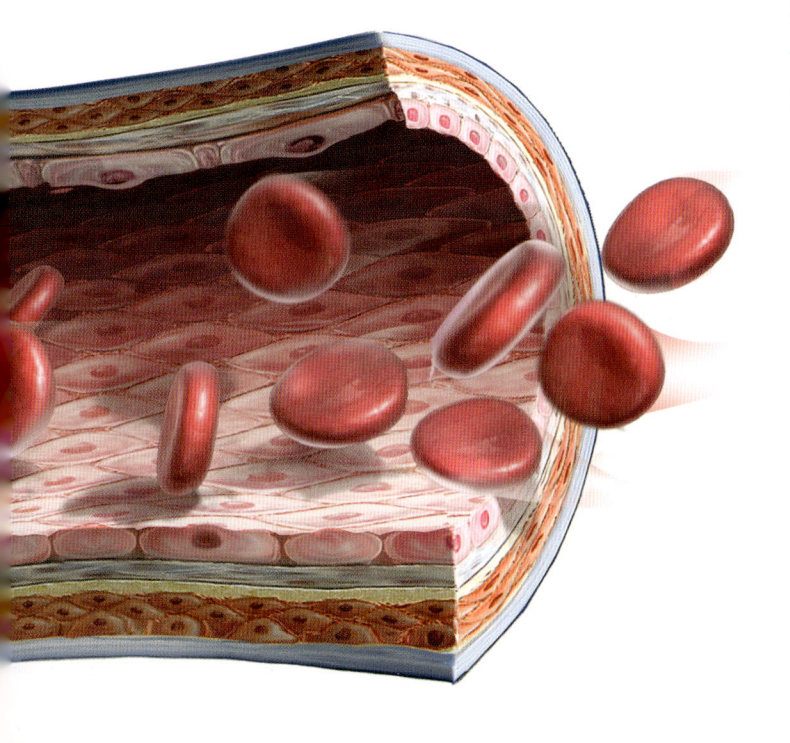

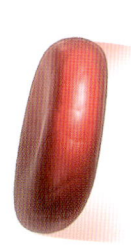

系 血管

神経系

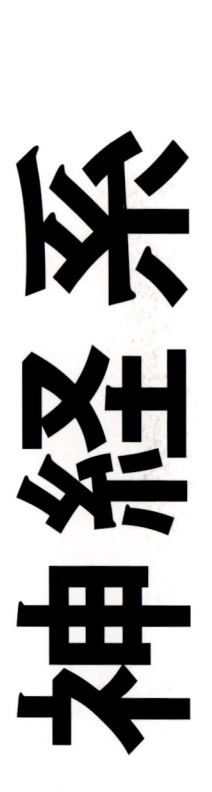

身体のあらゆる部分は神経によって脳と結合している。
脳は神経系中の司令塔である。
ニューロンと呼ばれる数千万個の神経細胞が信号を出し、
身体の内外で何が起きているのかを脳に知らせる。
中枢神経系はこの信号を解読し、より多くの信号を送り返して
身体に何をすべきか指示を出す。

耳寄り話

大人の身体中の神経をつなぐと約75kmにもなる。

脳

脳神経

脊髄（せきずい）
脊髄は脳と信号をやりとりする、
行き来の激しい高速道路である。

正中神経（せいちゅう）
前腕、手首、指の
筋肉をうごかさせる。

坐骨神経

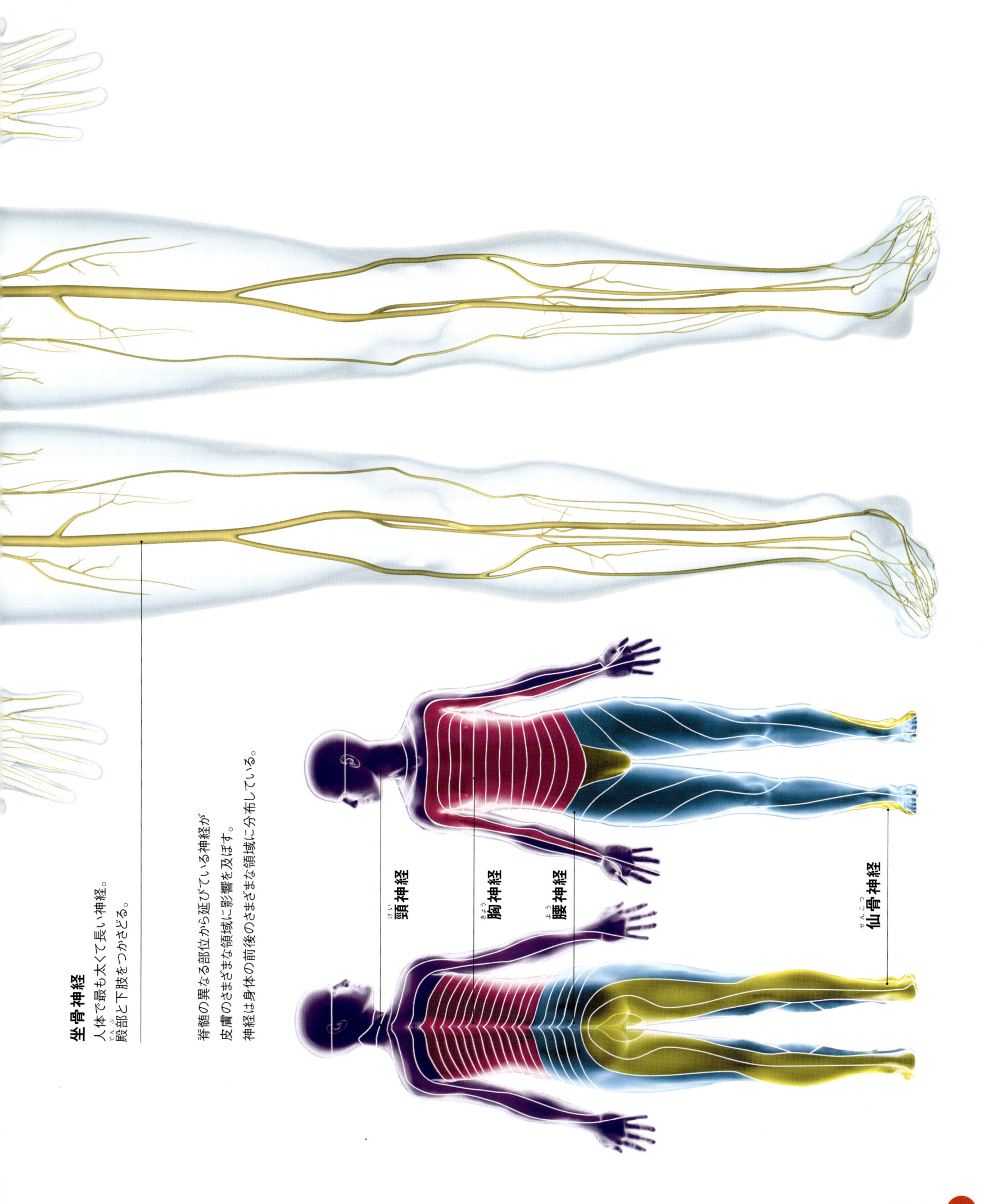

人体で最も太くて長い神経。
殿部と下肢をつかさどる。

脊髄の異なる部位から延びている神経が
皮膚のさまざまな領域に影響を及ぼす。
神経は身体の前後のさまざまな領域に分布している。

頸神経

胸神経

腰神経

仙骨神経

系 神経系

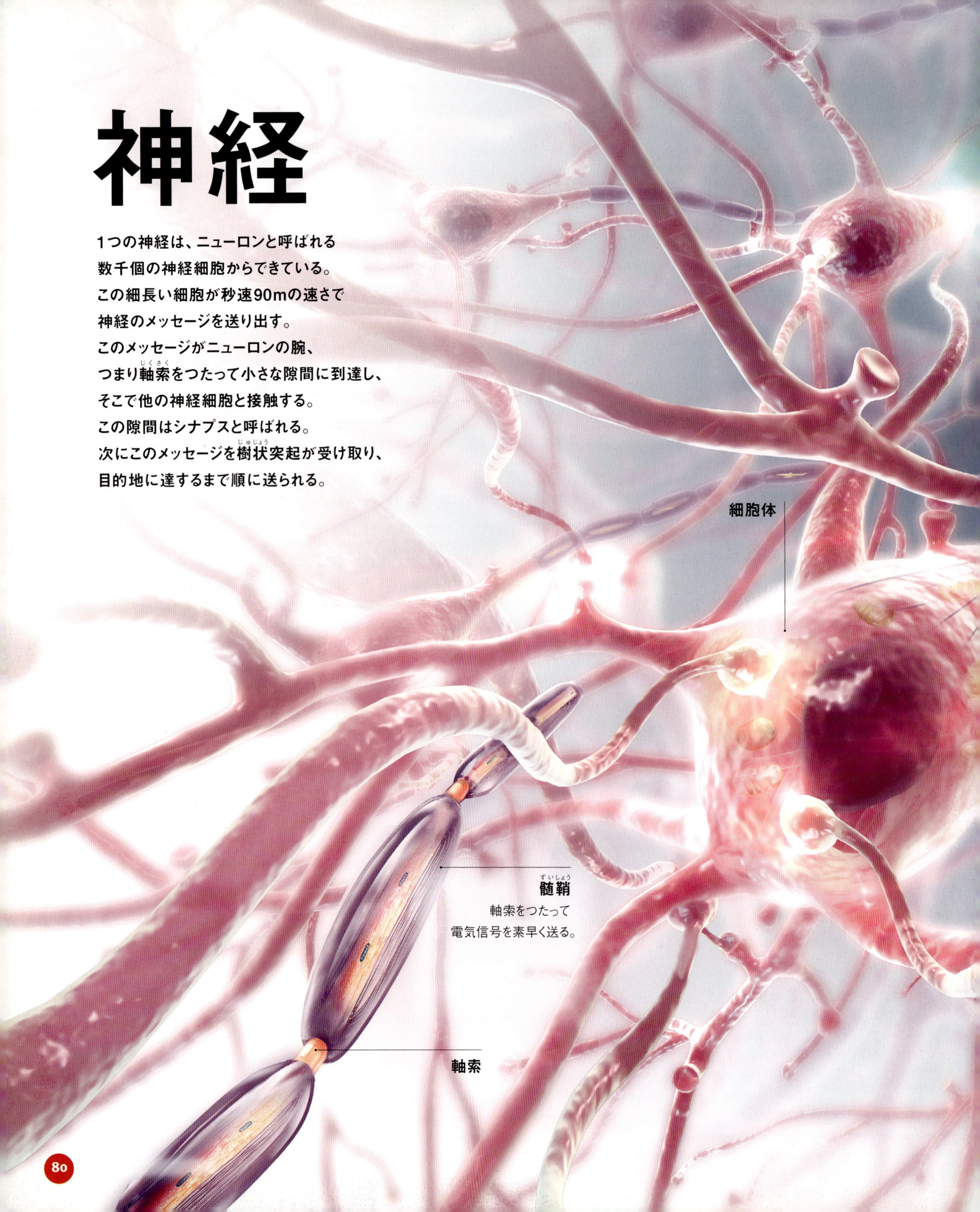

神経

1つの神経は、ニューロンと呼ばれる
数千個の神経細胞からできている。
この細長い細胞が秒速90mの速さで
神経のメッセージを送り出す。
このメッセージがニューロンの腕、
つまり軸索をつたって小さな隙間に到達し、
そこで他の神経細胞と接触する。
この隙間はシナプスと呼ばれる。
次にこのメッセージを樹状突起が受け取り、
目的地に達するまで順に送られる。

細胞体

髄鞘
軸索をつたって
電気信号を素早く送る。

軸索

シナプス

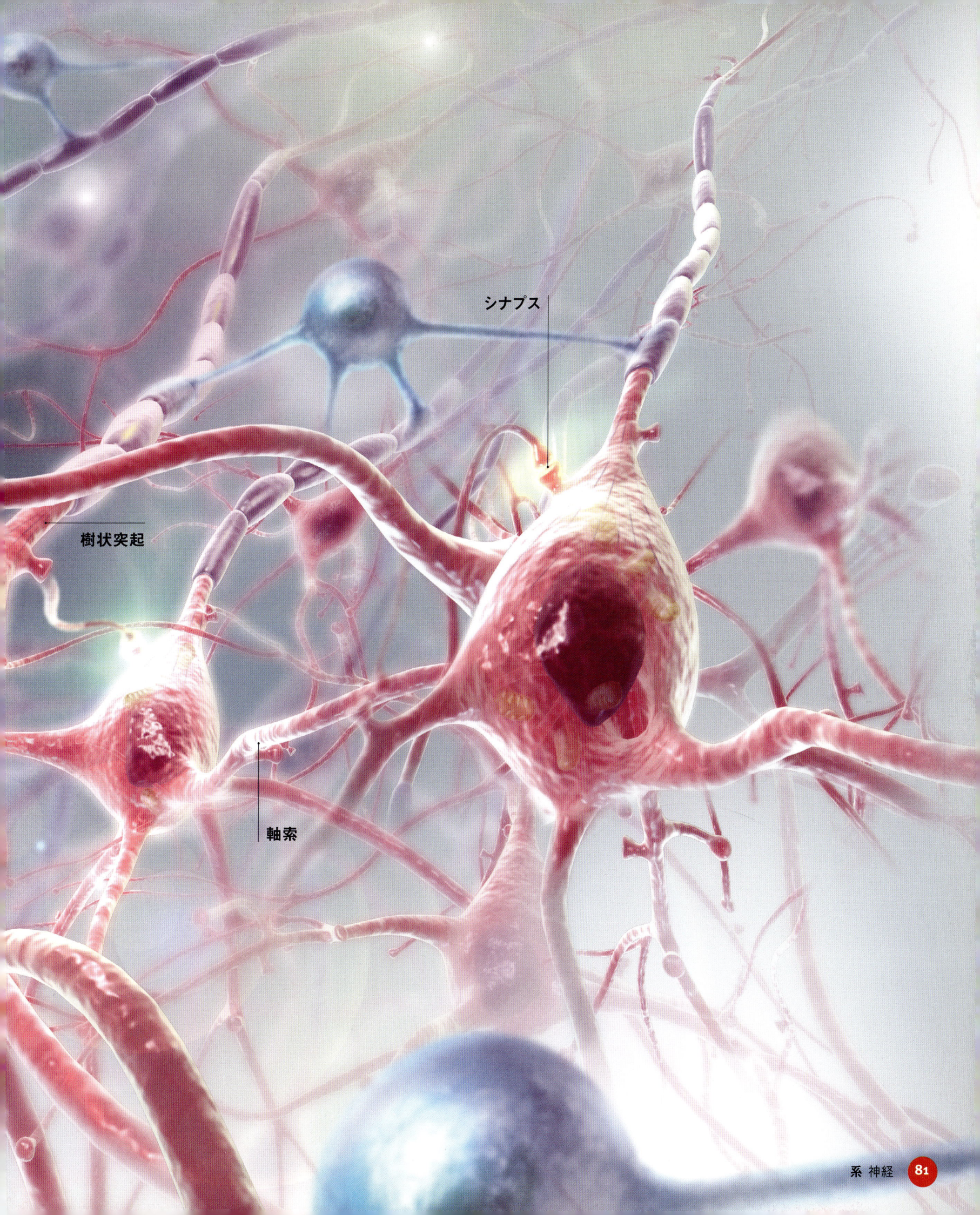

樹状突起

軸索

系 神経

内分泌系

内分泌系は、身体の化学的メッセンジャーであるホルモンを分泌する。腺で作られるホルモンもあれば、胃や心臓などの器官で作られるものもある。腺は胃液や汗、睡液、涙など、身体のために利用されるそのほかの物質も分泌する。

ホルモンは神経系と連係して、身体を動かしたり調節したりする。また、食物の消化を助け、体温を一定に保ち、成長の仕方を調節する。空腹感やのどの渇き、疲労感を感じるのもホルモンの作用である。人体には30種類のホルモンがあり、それぞれ異なる役割を持っている。

視床下部
他の腺より多くのホルモンを作る。ほとんどのホルモンを制御する。

下垂体
ここでもホルモンが作られるが、視床下部で作られたホルモンを貯蔵する作用もある。

甲状腺
エネルギー量を調節する。

胸腺
身体の防御機能に作用するホルモンを作る。

心臓
心臓から出るホルモンは血圧を調節する。

副腎
心拍を増加させ、
危険に対応して体調を整える
アドレナリンを放出する腺。

胃
空腹と消化を調節する
ホルモンを作る。

空腹を感じさせたり、いつ食べるのをやめるか
指示を出したり、最後の食物が消化されるまでは
空腹感じさせないようにするホルモンがある。
視床下部がこれらすべてのホルモンを監視している。

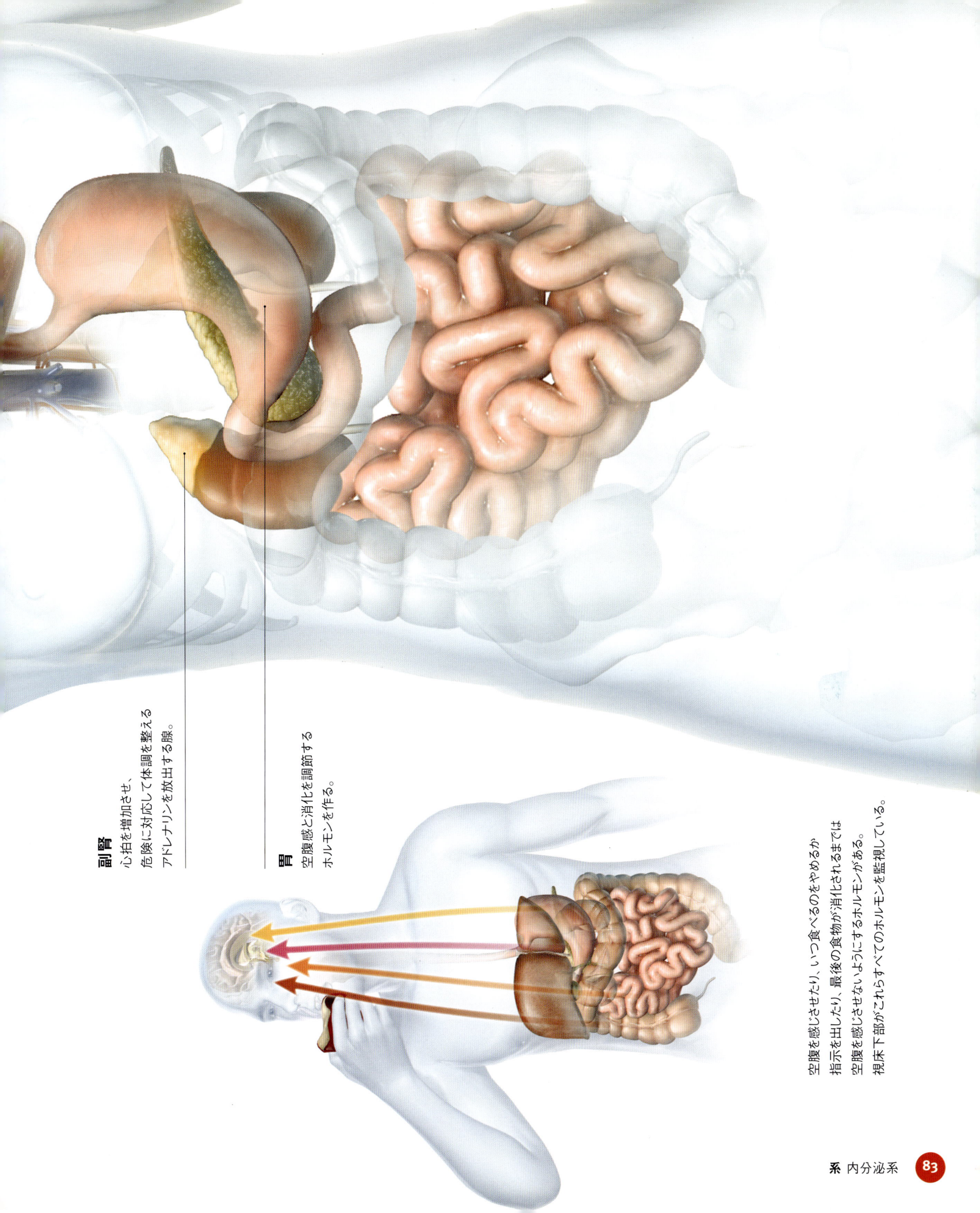

系 内分泌系 83

リンパ系

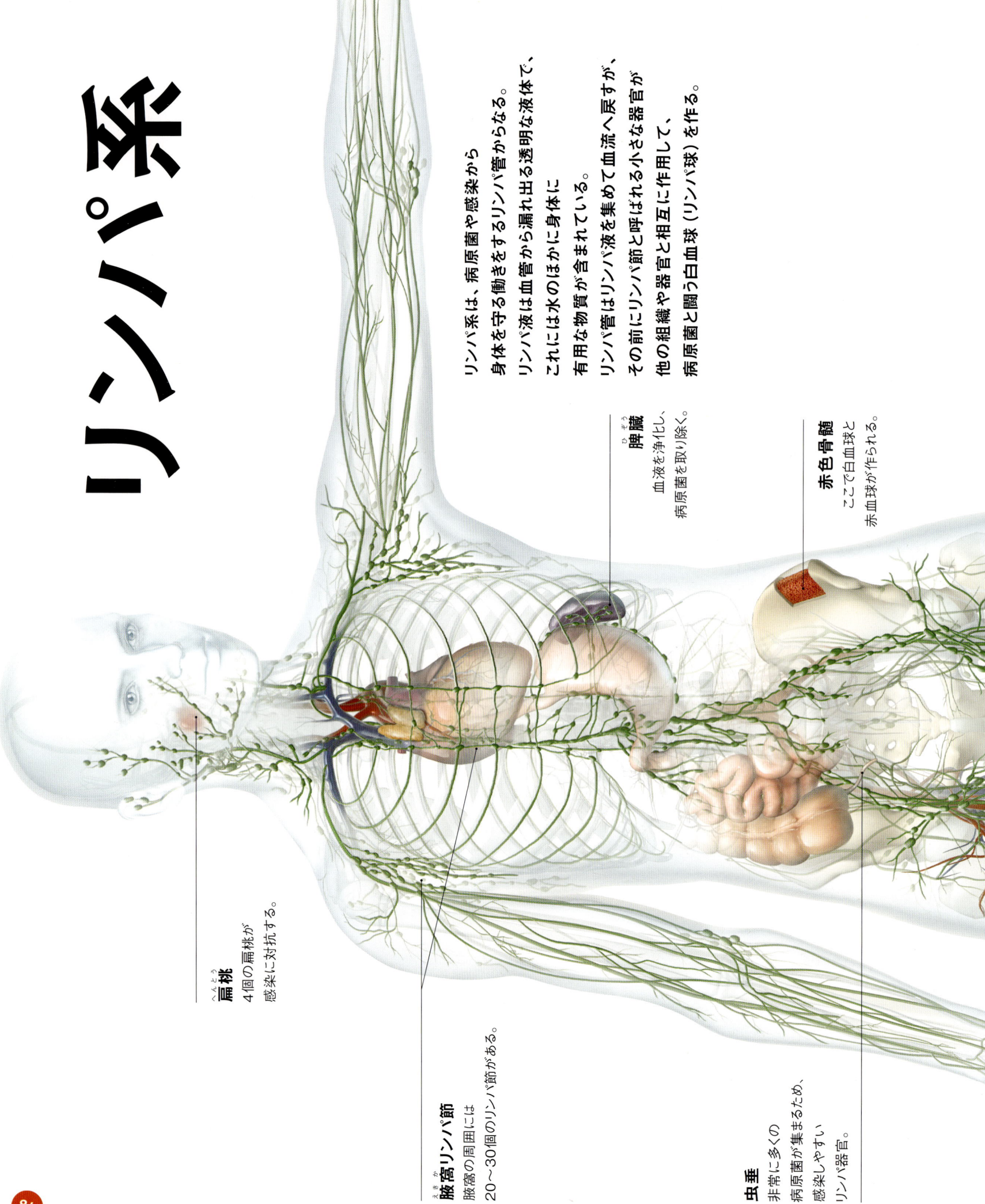

リンパ系は、病原菌や感染から身体を守る働きをするリンパ管からなる。リンパ液は血管から漏れ出る透明な液体で、これにはほかに水のほかに有用な物質が含まれている。リンパ管はリンパ液を集めて血流へ戻すが、その前にリンパ節と呼ばれる小さな器官が他の組織や器官と相互に作用して、病原菌と闘う白血球（リンパ球）を作る。

脾臓
血液を浄化し、病原菌を取り除く。

赤色骨髄
ここで白血球と赤血球が作られる。

扁桃
4個の扁桃が感染に対抗する。

腋窩リンパ節
腋窩の周囲には20〜30個のリンパ節がある。

虫垂
非常に多くの病原菌が集まるため、感染しやすいリンパ器官。

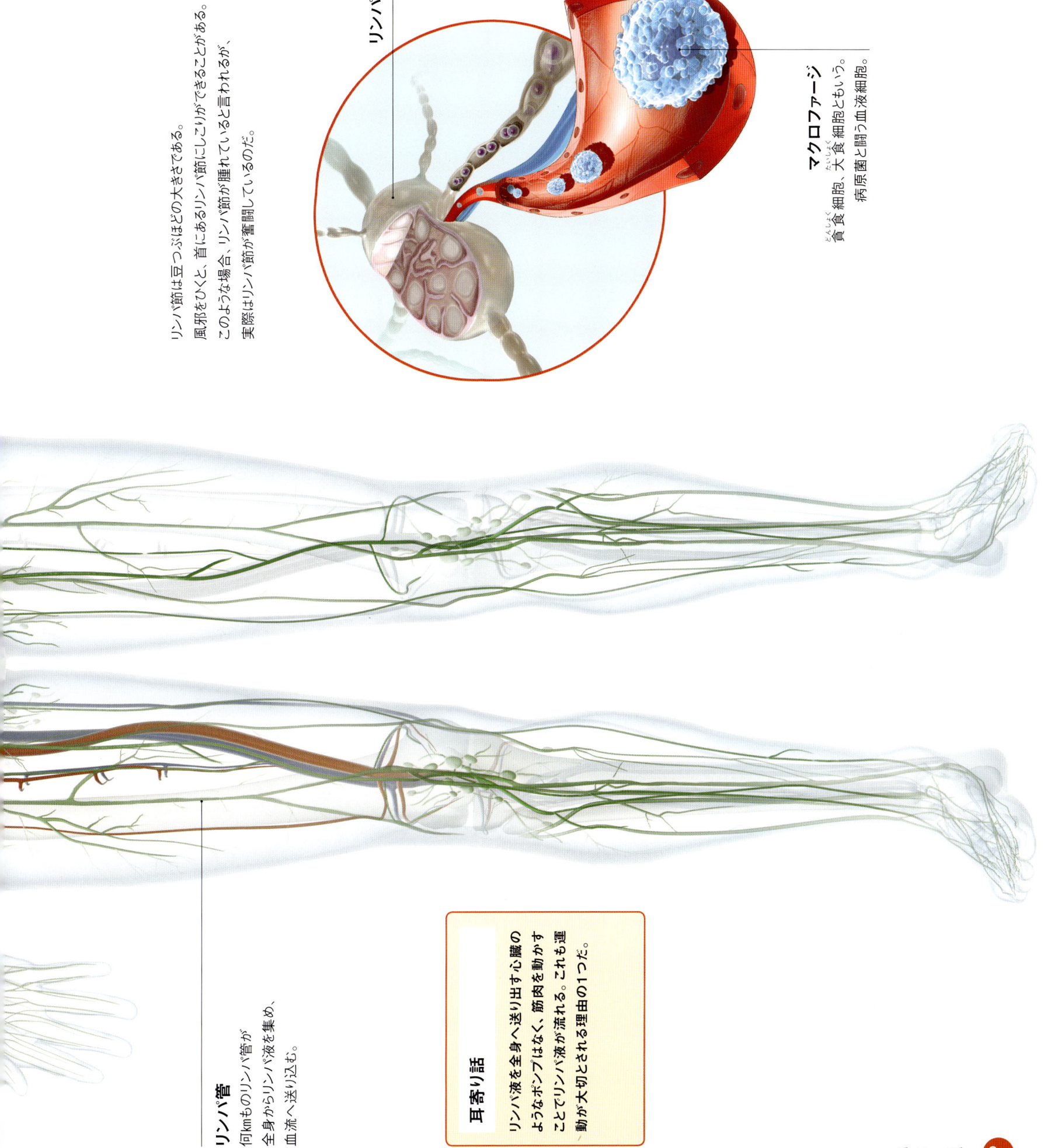

リンパ節

マクロファージ
貪食細胞、大食細胞ともいう。病原菌と闘う血液細胞。

リンパ節は豆つぶほどの大きさである。風邪をひくと、首にあるリンパ節にしこりができることがある。このような場合、リンパ節が腫れていると言われるが、実際はリンパ節が奮闘しているのだ。

リンパ管

何kmものリンパ管が全身からリンパ液を集め、血流へ送り込む。

耳寄り話

リンパ液を全身へ送り出す心臓のようなポンプはなく、筋肉を動かすことでリンパ液が流れる。これも運動が大切とされる理由の1つだ。

系 リンパ系

防御

人体には強力な防御システムが備わっていて、病原菌を寄せつけない。体内に入った場合でも、これに対する巧みな武器はたくさんある。有害な細菌やウイルスが体内に入ると、抗体と呼ばれる特殊なタンパク質が作られ、これらを破壊する。抗体は血流に乗って全身をめぐり、病原菌と闘う。

毛包
皮脂と呼ばれる化学物質を作り、細菌の増殖を防ぐ。

眼
涙には眼を保護する化学物質が含まれている。

口とのど
唾液には病原菌と闘う化学物質が含まれている。

皮膚
ほとんどの病原菌は皮膚を通過できない。

気道
気道は危険物を捕らえる多数の細い毛で覆われている。

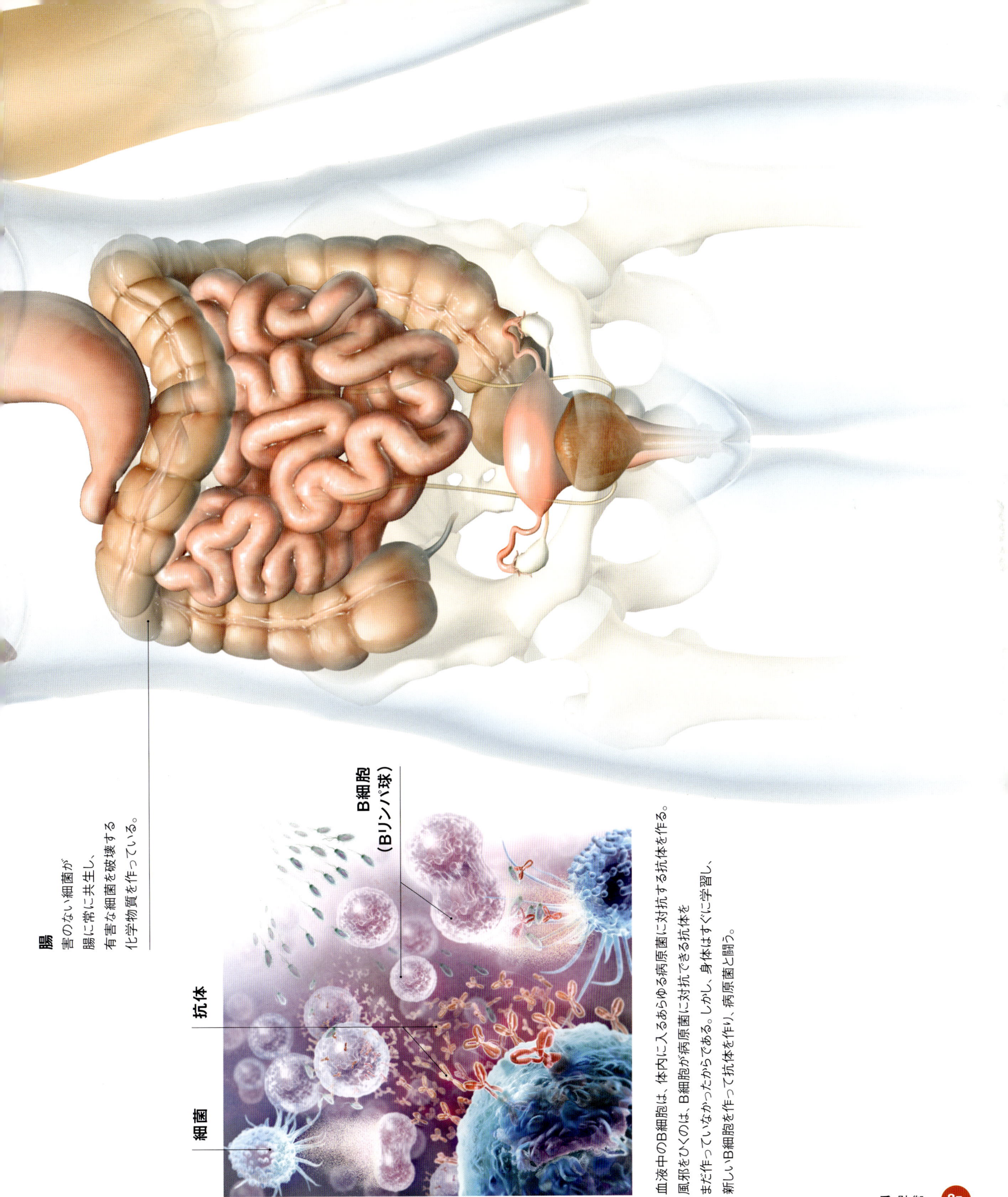

腸
害のない細菌が
腸に常に共生し、
有害な細菌を破壊する
化学物質を作っている。

細菌

抗体

B細胞
(Bリンパ球)

血液中のB細胞は、体内に入るあらゆる病原菌に対抗する抗体を作る。B細胞が病原菌に対抗できる抗体を風邪をひくのは、まだ作っていなかったからである。しかし、身体はすぐに学習し、新しいB細胞を作って抗体を作り、病原菌と闘う。

系 防御　87

用語集

あ

遺伝子
身体がどのように成長するかを決定する暗号。遺伝子は両親から受け継ぐものであり、直毛かくせ毛かといった形質を決定する。

栄養
人間にエネルギーを供給する物質。食物や飲物から吸収される。

横隔膜
肺の下にあって、胸腔と腹部の境にある筋肉の板。呼吸運動を行う主要な筋肉。

か

海綿骨
蜂の巣のようにたくさんの中空スペースを持つ骨。緻密骨の内部にある。

核
ほとんどすべての細胞の中心にある。核は細胞の成長をコントロールしている。

感覚受容器
感覚受容器によって聴覚、視覚、嗅覚、触覚、平衡感覚が機能する。

器官
体内で特定の役割を果たす部位。人体は、複数の器官が協調して機能する器官群で構成されている。例えば、胃と腸管は消化器系の器官である。

血液細胞(血球)
血液の成分には2種類の細胞がある。赤血球は他の細胞へ酸素を運び、二酸化炭素を取り込む。白血球は病原菌と闘う(監訳者注:血液細胞には血小板も含まれる。血小板は止血に働く)。

血管
循環系の一部として血液を全身へ運ぶ様々な太さの管。主要な血管は動脈と静脈だが、これらを結合する毛細管もある。

抗体
特殊な血液細胞によって作られる化学物質で、病原菌と闘う。抗体は防御系の一部であり、病気を予防する。

コラーゲン
柔軟なタンパク質で、腱・軟骨・皮膚を結合したりサポートしたりする。

さ

細菌
単細胞の微生物。病原菌として人体に有害な細菌もあるが、健康を維持するために病原菌と闘う細菌もある。

細胞
単独で活動する生物の最小単位。あらゆる生物は細胞からできている。

酸素
呼吸によって取り込まれる気体。血液によって体内の全細胞・全器官へ運ばれる。細胞は、生きるのに必要なエネルギーを作るのに酸素を利用する。

思春期
身体が発達し、子供から大人へ移行する時期。

視床下部
空腹や喉の渇き、疲労、怒りなどの感情をつかさどる脳の一部。体温を一定に保つ役割もある。

樹状突起
神経細胞が枝分かれした小さな突起。ニューロンと呼ばれる神経細胞と電気信号を交信する。

循環
心臓から全身へ送り出される血液やその他の体液の流れ。

静脈
血管と呼ばれる中空の管。静脈は、酸素が少なくなった血液を心臓へ戻す働きをする。

神経
全身の各部位と中枢神経系間で電気信号を伝える神経線維の束。多くの神経は脊髄を通って脳と結合している。

心室
心臓下部にある左右2つの部屋で、全身へ血液を送り出す。

随意筋
人間の意思に従って動く筋肉。走る、飛び跳ねる、物を運ぶ、道具で遊ぶといった活動時に働く。

染色体
1個の細胞の中心に1個存在する細い糸状の構造物。眼の色など、親から受け継いだ遺伝情報を伝える。

組織
細胞同士が結合して形成される集合体。人体には、異なる役割を持つ4種類の組織がある。

た

胎芽
子宮内で発育している"動物"。人間の胎児は、妊娠8週目までは胎芽と呼ばれる。

胎児
出生前の子宮内の"動物"。人間の場合、妊娠8週目から出生までは胎児と呼ばれる。

タンパク質
人体を作る材料となる栄養素。すべての細胞は、身体の組織を構成し、新しい組織へ作り替えていくタンパク質からできている。

緻密骨
骨の硬く密な外層で、これによって骨は強く、なめらかで色が白い。骨は緻密骨からなる外層と、その内部の海綿骨からできている。

中枢神経系
脊髄と脳からなり、人間の運動と感覚のすべてをつかさどる。

椎骨
背骨ともいう。脊柱を構成する33個の骨。

デオキシリボ核酸(DNA)
染色体と親から受け継いだ遺伝子を構成する化学物質。DNAは顕微鏡でやっと確認できるサイズである。らせん階段のような形状をしており、身体の全細胞に含まれている。

動脈
新鮮な酸素を豊富に含んだ血液を、心臓から酸素が必要な全身へ運ぶ太い血管。

な

内分泌系
ホルモンを分泌する腺のネットワーク。身体がさまざまな役割を果たすために必要な化学物質を作る。

二酸化炭素
身体がエネルギーを使用するときに細胞から出る気体状の老廃物。血管は二酸化炭素を肺に運んで体外へ排出する。

ニューロン
神経系を構成する神経細胞。脳から電気的メッセージを全身へ送り、全身から脳へ送り返す。

は

不随意筋
意思とは関係なく動く筋肉。心臓は昼夜を問わず拍動する不随意筋である。ほかに、眼や胃などにも不随意筋がある。

ま

膜
皮膚が身体の表面を保護しているように、細胞や器官を保護する薄い外皮。

索引

あ
- 顎（あご） — 70
- 顎骨 — 71
- 脚 — 42-43
- 足 — 44-45
- 胃 — 8, 65, 67, 83
- 意識 — 23
- 遺伝子 — 10, 88
- 腕 — 32-33
- 炎症 — 16
- 延髄 — 23
- 横隔膜 — 88

か
- 回腸 — 66
- 海馬（かいば） — 25
- 海綿骨 — 73, 88
- 蝸牛（かぎゅう） — 56
- 核 — 10-11, 88
- 角膜 — 50-53, 55
- かさぶた — 16-17
- 下垂体 — 82
- 滑液 — 43
- 感覚 — 46-47
- 眼筋 — 54
- 寛骨（かんこつ） — 64, 68
- 感情 — 15, 22, 24-25
- 汗腺 — 18
- 肝臓 — 67
- 顔面筋 — 15
- 記憶 — 22, 24-25
- 気道 — 86
- 嗅覚 — 46, 60-61
- 嗅覚細胞 — 60
- 胸骨 — 68-69
- 胸腺 — 82
- 胸部 — 36-39, 62
- 強膜 — 51-55
- 筋肉 — 8-9, 15, 18, 32, 36, 40-43, 45-46, 51, 62-63, 85
- くすぐる — 46
- 口 — 15, 58-59, 62, 86
- 毛 — 18, 20-21
- 脛骨（けいこつ） — 42-43
- 血液（循環） — 8-9, 30-31, 34-35, 74-75, 77, 88
- 血液細胞 — 72, 74, 76, 85, 88
- 血管 — 「動脈」「静脈」参照
- 血栓 — 77
- ケラチン — 20
- 肩甲骨（けんこうこつ） — 33, 63
- 虹彩（こうさい） — 50-53, 55
- 甲状腺 — 82
- 抗体 — 86-88
- 骨格 — 9, 45, 62, 64, 68-69
- 骨髄 — 72
- 骨膜 — 73
- コラーゲン — 16, 88

さ
- 細菌 — 86-88
- 臍帯（さいたい） — 40-41
- 細胞 — 8-11, 16, 19, 20, 22, 40, 75, 88
- 坐骨神経 — 79
- 視覚 — 46, 54-55
- 子宮 — 40-41
- 思春期 — 41, 88
- 視床 — 25
- 視床下部 — 25, 82-83, 88
- 視神経 — 50-54
- 指節骨（しせつこつ） — 32, 44, 69
- 舌 — 58-59
- 膝蓋骨（しつがいこつ） — 43, 69
- シナプス — 80-81
- 指紋 — 40
- 尺骨（しゃっこつ） — 32
- 手根骨（しゅこんこつ） — 32
- 樹状突起 — 80-81, 88
- 循環 — 74-75, 77, 88
- 消化 — 64-67, 83
- 踵骨（しょうこつ） — 44
- 静脈 — 9, 13-14, 18, 26, 29, 34, 52, 54, 72-77, 88
- 上腕骨 — 32-33
- 触覚 — 48-49
- 司令塔 — 8, 22, 78
- 神経 — 13-14, 18, 32, 46, 72, 78-81, 88
- 神経系 — 78-79, 82
- 神経終末 — 21, 49
- 心室 — 26-31, 88
- 心周期 — 30-31
- 心臓 — 8, 26-31, 74, 82
- 腎臓 — 34-35
- 靭帯 — 43
- 真皮（しんぴ） — 18-19, 48-49
- 心房 — 26-31
- 髄鞘（ずいしょう） — 80
- 水晶体（眼） — 50, 52-53, 55
- 生殖 — 40-41
- 赤色骨髄 — 72, 84
- 脊髄 — 23, 78
- 赤血球 — 75-77
- 舌骨（ぜっこつ） — 69

た
- 前脛骨筋（ぜんけいこつきん） — 43
- 染色体 — 10, 88
- 前頭骨 — 68, 71
- 前頭前野皮質 — 24
- 僧帽筋（そうぼうきん） — 63
- 組織修復 — 16-17
- 足根骨（そっこんこつ） — 43-44
- 胎芽 — 40, 88
- 大胸筋 — 36, 62
- 胎児 — 40-41, 88
- 帯状回 — 25
- 大腿骨（だいたいこつ） — 42-43, 69
- 大殿筋（だいでんきん） — 63
- 大動脈 — 26-29, 74
- 大脳皮質 — 23
- 胎盤 — 40-41
- 大伏在（だいふくざい）静脈 — 75
- 腟 — 40-41
- 緻密骨 — 88
- 中手骨（ちゅうしゅこつ） — 32
- 虫垂 — 84
- 中足骨（ちゅうそくこつ） — 44
- 腸 — 8, 65-67, 87
- 聴覚 — 46, 56-57
- 直腸 — 66
- 椎骨（ついこつ） — 64, 68
- 土踏まず — 44
- 爪 — 20
- 爪先（つめさき） — 20
- デオキシリボ核酸（DNA） — 10-11, 88
- 洞 — 70
- 頭蓋（とうがい） — 70
- 頭蓋骨 — 12, 22, 68-71
- 瞳孔 — 50-53, 55
- 橈骨（とうこつ） — 32
- 頭部 — 12-15
- 動脈 — 9, 13-14, 18, 26-29, 34, 54, 72-77, 88
- 鳥肌 — 18

な
- 内分泌系 — 82-83, 88
- 軟口蓋（なんこうがい） — 59
- 軟骨 — 73
- 二酸化炭素 — 8, 74, 88
- ニューロン — 78, 80, 88
- 乳頭 — 58, 59
- 尿 — 35
- 尿道 — 35

は
- 脳 — 8, 13-15, 22-25, 46-48, 55-56, 58, 60, 78
- 脳幹 — 23
- 脳神経 — 46, 78
- 肺 — 8, 30, 39, 74
- 鼻 — 57, 60-61, 70
- 鼻毛 — 61
- ハムストリング筋 — 63
- 腓骨（ひこつ） — 43
- 鼻骨 — 71
- 脾臓 — 84
- 皮膚 — 16-22, 48-49, 86
- 表皮 — 19, 48-49
- 副腎 — 83
- 不随意筋 — 88
- 平衡感覚 — 23, 46, 56
- 扁桃（へんとう） — 84
- 扁桃体 — 25
- 偏平足 — 45
- 頬骨 — 71
- 骨 — 8-9, 12, 32-33, 37-38, 42-45, 64, 68-73
- ホルモン — 82-83

ま
- 膜 — 10-11, 88
- マクロファージ — 85
- 味覚 — 46, 58-59, 60
- 耳 — 56-57
- 耳の骨 — 68
- 脈絡膜 — 52-53
- 味蕾（みらい） — 58-59
- 眼 — 13, 15, 50-55, 70, 86
- 毛細血管 — 74, 77
- 毛包 — 18, 49, 86
- 網膜 — 50, 52-55

や
- 指 — 32, 43-45, 48, 75, 78
- 指先 — 48
- 予感 — 24

ら
- リンパ液 — 84-85
- リンパ系 — 84-85
- リンパ節 — 84-85
- 肋骨（ろっこつ） — 37-38, 64, 68

監訳者紹介

奈良信雄（なら・のぶお）
東京医科歯科大学全国共同利用施設医歯学教育システム研究センター（MDセンター）長・教授。医学博士。1950年香川県高松市生まれ。75年東京医科歯科大学医学部卒業後、放射線医学総合研究所、カナダ・トロント大学オンタリオ癌研究所研究員を経て、94年東京医科歯科大学教授（臨床検査医学）。99年東京医科歯科大学大学院教授（医歯学総合研究科全人診断治療学講座臨床検査医学分野）。2002年東京医科歯科大学医歯学教育システム研究センター教授兼任。2006年同センター長。

訳者紹介

三村明子（みむら・あきこ）
慶応義塾大学文学部卒業。企業勤務などを経て、現在フリーランスにて主に医薬分野の翻訳に携わっている。

日本版カバーデザイン＝古平正義（FLAME）
組版制作＝瀬戸早苗（design Seeds）
翻訳協力＝株式会社トランネット　http://www.trannet.co.jp

世界で一番美しい人体図鑑

2011年7月20日　初版第1刷発行
2022年6月20日　　　第12刷発行

監訳者＝奈良信雄
訳　者＝三村明子

発行者＝澤井聖一
発行所＝株式会社エクスナレッジ　〒106-0032 東京都港区六本木7-2-26　https://www.xknowledge.co.jp/
　　　　問合せ先　編集 Fax 03-3403-1345／info@xknowledge.co.jp　販売 Fax 03-3403-1829

無断転載の禁止
本書の内容（本文、図表、イラスト等）を当社および著作権者の承諾なしに無断で転載（翻訳、複写、データベースへの入力、インターネットでの掲載等）することを禁じます
©Nobuo Nara 2011